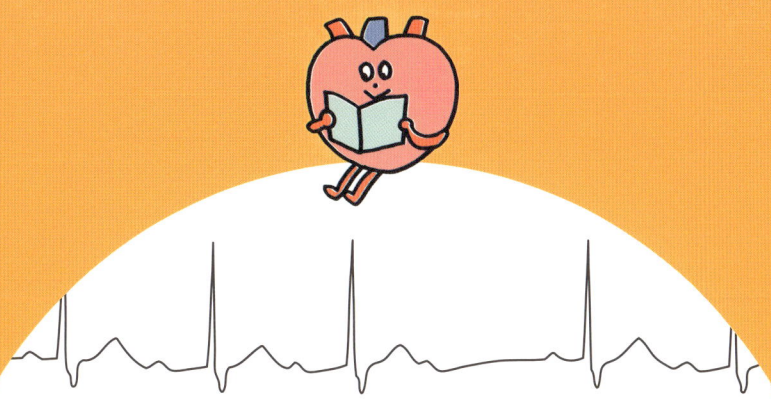

見ておぼえる

心電図

のえほん

監修
遠藤明太

照林社

心電図が苦手な
ナースのみなさんへ

じつはとてもカンタンな心電図

　わかっている人にとって、心電図を読み解くのは、とても簡単です。
　心電図が得意な人たちは、心電図を見ただけで、瞬時に「あ、これは○○だね」といった感じで鑑別していますね。
　もちろん、難しい不整脈をもった患者さんの場合、詳しい検査をしないと診断できないケースもあります。しかし、正しく勉強すれば、臨床で遭遇する多くの心電図を、誰でも見分けることができるのです。

それでも、やっぱり心電図って難しい……

　そうはいっても、多くの人は心電図の勉強が苦手です。なぜでしょうか。
　巷の心電図の本の多くが、「この波形は、この不整脈です」といった具合に波形の細かい特徴と疾患を結びつけるように心電図が解説されています。しかし、それらの本に書いてある波形と目の前の心電図を照らし合わせても、心電図が読めるようにはなりません。
　なぜなら、本に書いてある波形と目の前の心電図が100％一致することは、ほとんどないからです。1つ1つ波形の特徴を細かく覚える方法で心電図を理解しようとがんばっても、結局は思うように成果が出ず、挫折してしまうことが多いのではないでしょうか。

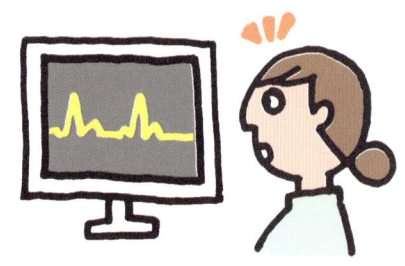

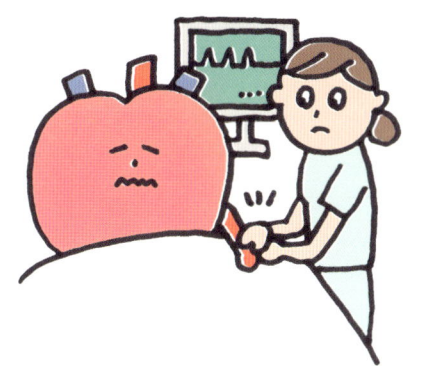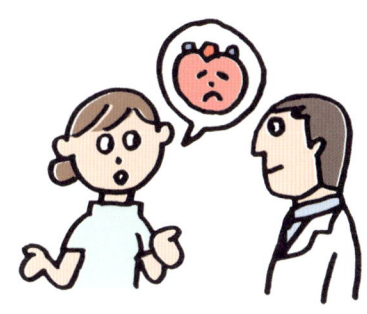

状況に応じた着目ポイントを覚えましょう

　患者さんの状態は千差万別です。
　頻脈発作で苦しがっている患者さん、心筋梗塞で運ばれてきた患者さん、徐脈発作でめまいがする患者さん、致死性不整脈で失神した患者さん、など。患者さんのおかれている状況ごとに、心電図のどの部分に着目するのかを知ることが、心電図克服への近道なのです。
　この方法なら、覚えることが最小限ですみ、多少、波形がイレギュラーな形になっても正確に読み取ることができます。

正しい方法で基本をしっかり学べば心電図の多くを見分けられるようになります

　本書では、病棟で遭遇しやすい最重要心電図波形のみをピックアップし、緊急時、徐脈、頻脈、期外収縮、12誘導心電図といった状況別に心電図のどこに着目すればよいのか、そのポイントをまとめました。
　イタリアの学者 ヴィルフレド・パレートはこういっています。

　"物事の80％は、20％の要素で構成されている"（80：20の法則）

　つまり、最も重要な20％の知識を習得すれば、全体の80％に対処できるということです。
　本書で紹介している心電図は、この"20％"に相当します。臨床で最も遭遇しやすい20％の心電図を、本書でしっかりマスターすれば、普段の臨床で遭遇する心電図の80％は、見分けることができるようになるでしょう。

CONTENTS

本書の使い方 vi

1 心電図の正常波形
P波とQRS波を覚えよう

おさえておきたい必須ポイントは4つ！ 2
正常波形は3つの山でできている 3
P波とQRS波は心電図の最重要波形 4
P波とQRS波を覚えるクイズ 5
ステップアップ・コラム 6

2 すぐにCPRが必要な緊急性の高い心電図の見方①
VT（心室頻拍）とVF（心室細動）を覚えよう

おさえておきたい必須ポイントは4つ！ 8
VTとは？ VFとは？ 9
VT波形の特徴 10
VF波形の特徴 10
VT、VFへの対応 11
VTとVFの見方を覚えるクイズ 12

3 すぐにCPRが必要な緊急性の高い心電図の見方②
PEA（無脈性電気活動）とAsys（心静止）を覚えよう

おさえておきたい必須ポイントは4つ！ 14
PEAとは？ Asysとは？ 15
PEA波形の特徴 16
Asys波形の特徴 16
PEA、Asysへの対応 17
PEAとAsysの見方を覚えるクイズ 18

4 徐脈の見分け方
洞不全症候群（SSS）と房室ブロック（AV-block）を覚えよう

おさえておきたい必須ポイントは4つ！ 20
徐脈の着目ポイント 21
洞不全症候群（SSS） 22
房室ブロック（AV-block） 23
徐脈への対応 24
徐脈の見分け方を覚えるクイズ 25
ステップアップ・コラム 26

5 頻脈の見分け方
上室性の頻脈を覚えよう

おさえておきたい必須ポイントは4つ！ ･････････････････ 30
上室性の頻脈の着目ポイント ･･･････････････････････ 31
Af（心房細動） ･･･････････････････････････････････ 32
Af以外の上室性の頻脈 ･････････････････････････････ 33
上室性の頻脈への対応 ･････････････････････････････ 33
　上室性の頻脈の見分け方を覚えるクイズ ･････････････ 34
　ステップアップ・コラム ･･･････････････････････････ 35

6 期外収縮の見分け方
VPC（心室性期外収縮）とSVPC（上室性期外収縮）を覚えよう

おさえておきたい必須ポイントは4つ！ ･････････････････ 38
期外収縮の着目ポイント ･･･････････････････････････ 39
VPC（心室性期外収縮） ･････････････････････････････ 40
SVPC（上室性期外収縮） ････････････････････････････ 40
期外収縮への対応 ････････････････････････････････ 41
　期外収縮の見分け方を覚えるクイズ ･･･････････････ 42

7 12誘導心電図の見方
ST上昇を覚えよう

おさえておきたい必須ポイントは4つ！ ･････････････････ 44
12誘導心電図をとるタイミングと目的 ････････････････ 45
12誘導心電図の着目ポイント ･･････････････････････ 46
ST上昇から心筋の梗塞部位を推定する方法 ････････････ 47
ST上昇への対応 ･････････････････････････････････ 48
　12誘導心電図の見方を覚えるクイズ ･･････････････ 49

心電図の必須ポイント まとめてチェック ････････････････ 50
心電図判読フローチャート（徐脈編、上室性の頻脈編） ････ 54
索引 ･･･ 56

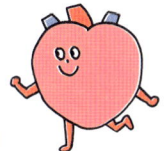

編集協力 Webサイト「心カテブートキャンプ」http://med-infom.com

装丁：小口翔平（tobufune）　カバー・本文イラスト：ササキサキコ　本文デザイン・DTP製作：レディバード

本書の使い方

本書では、7つのテーマで心電図の最重要ポイントを学んでいきます。
本書を活用して臨床で心電図をたくさん読み、
どんどんスキルアップしていきましょう。

1 見分けるべき心電図の全体像を把握する

危険な致死性不整脈、徐脈、上室性の頻脈、期外収縮、12誘導心電図など。

2 それぞれの着目ポイントを覚える

例：徐脈であれば、心電図のP波とQRS波の間隔に着目するなど。

3 何がどうなったらどんな不整脈で、どう対応すべきか？を覚える

例：上室性の頻脈でQRSの間隔が不規則だったらAfで、緊急度は低い場合が多いが、ただちに処置が必要なものもあるので、すぐに医師に報告する、など。

4 1〜3を学ぶための補助として、覚えるクイズを活用する

7つのテーマごとに、必須ポイントを再確認できる「覚えるクイズ」がついています。答えられない問題があったら、本文を読み返してみましょう。

5 病棟では常に付録のカードを持ち歩こう

本書の内容をすべて完璧に覚える必要はありません。心電図の重要なポイントをまとめた巻末付録の「心電図クイック・カード」を持ち歩けば、臨床現場で十分対応できます。

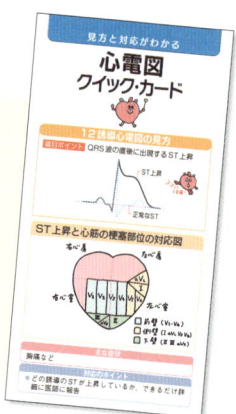

本書で紹介しているアセスメント法などは、臨床例をもとに展開しています。実践により得られた方法を普遍化すべく努力をしておりますが、万一、本書の記載内容によって不測の事故等が起こった場合、監修者、出版社はその責を負いかねますことをご了承ください。

心電図の正常波形

P波とQRS波を覚えよう

心電図の正常波形を知ることは、
異常な波形を見分けるための最初の1歩です。
心電図を読めるようになるために、
絶対に知っておくべき重要ポイントを
効率よくおさえていきましょう。

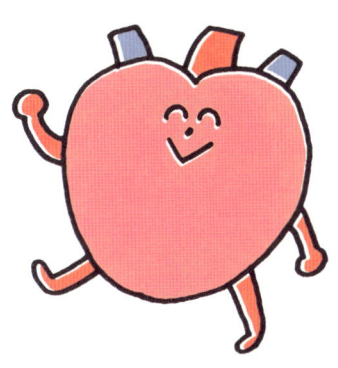

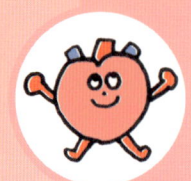

おさえておきたい 必須ポイントは4つ！

Point 1　正常な心電図波形（P波とQRS波、T波）

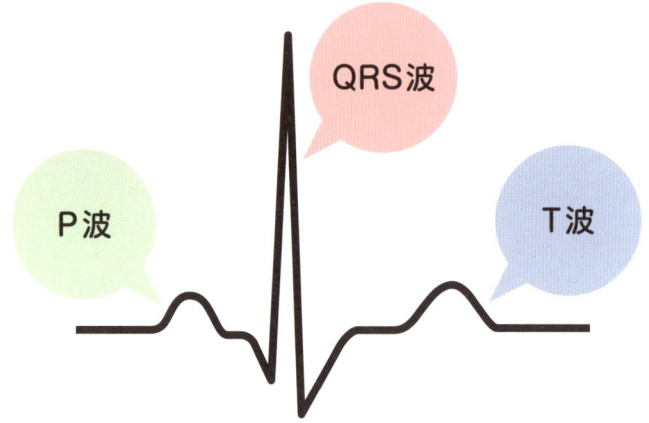

Point 2　P波 ＝ 心房の興奮　　QRS波 ＝ 心室の興奮

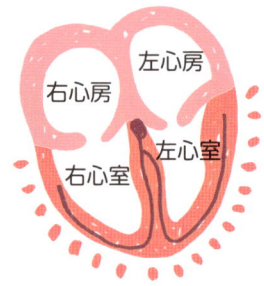

Point 3　心臓は 心房 ➡ 心室 の順で収縮する

そのため、正常な心電図の波形では、

P波（心房の興奮）➡ QRS波（心室の興奮） の順に現れる

Point 4　心房側の異常 で起こる不整脈の場合 ➡ P波 がおかしくなる

心室側の異常 で起こる不整脈の場合 ➡ QRS波 がおかしくなる

正常波形は3つの山でできている

正常な心電図波形には、大きく分けて3つの波形が記録されています。
①P波、②QRS波、③T波 です。

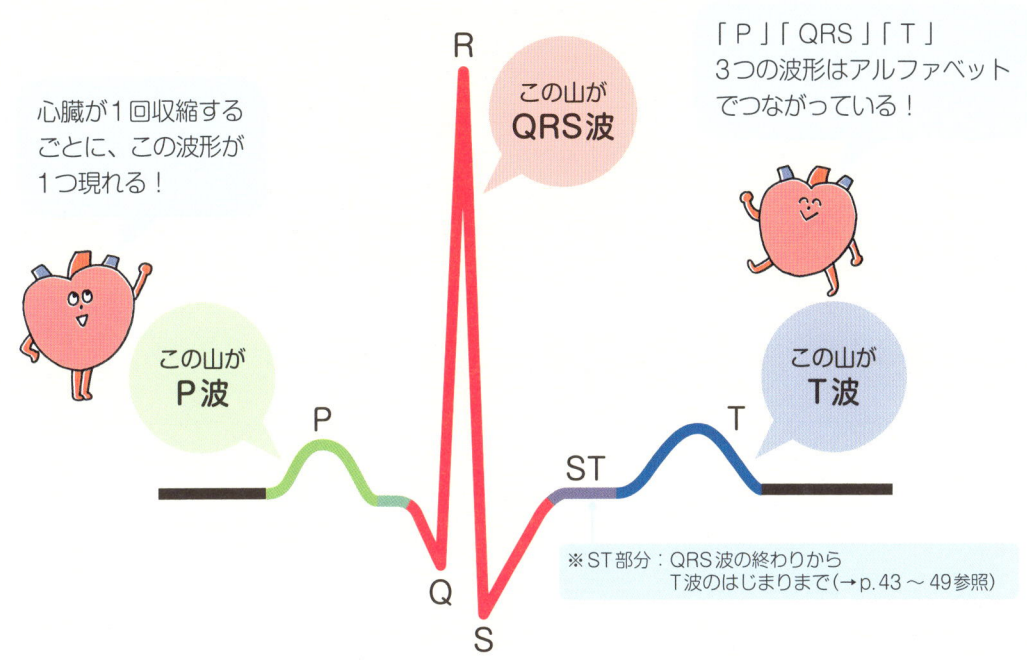

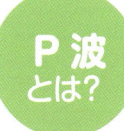 心電図波形の最初に出てくる**小**さな波形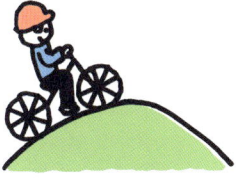

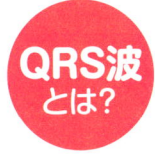 P波の後に出てくる**大**きな波形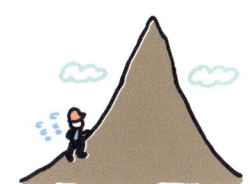

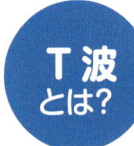 QRS波の後に出てくる**中**ぐらいの波形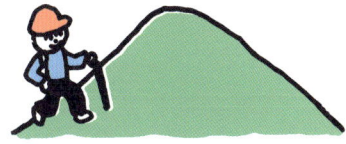

P波とQRS波は
心電図の最重要波形

3つの波形のなかでも、心電図を読むうえで特に大事なのがP波とQRS波です。

P波は、心臓の心房側が興奮したときに観測される波形でQRS波は、心臓の心室側が興奮したときに観測される波形です。

つまり、　P波 ＝ 心房の興奮

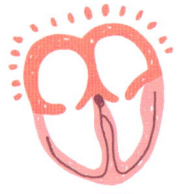

QRS波 ＝ 心室の興奮

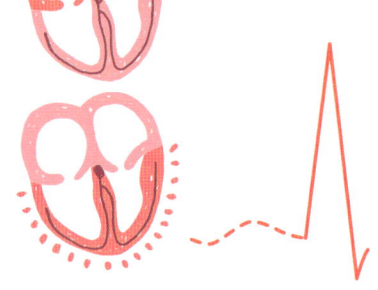

を示しています。また、正常な心臓は 心房 ➡ 心室 の順に収縮します。

そのため、正常な心電図の波形では

必ず P波（心房の興奮） ➡ QRS波（心室の興奮） の順に現れます。

そして、不整脈中の心電図では、例えば、

心房側に異常がある不整脈の場合、P波に異常が現れる。具体的には、P波が不規則になったり消失したりする。

心室側に異常がある不整脈の場合、QRS波に異常が現れる。具体的には、QRS波の幅が広くなるなど、QRS波の形がおかしくなる。

P波＝心房、QRS波＝心室という関係は、心電図異常のメカニズムを理解するためにとても重要！

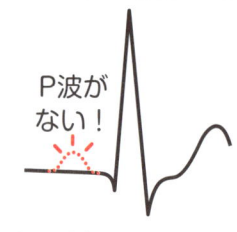

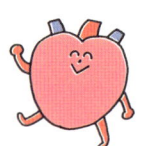

パッと心電図を見たときに、どの波形がP波で、どの波形がQRS波か、すぐに判断できるよう、しっかり基礎をマスターしましょう。

P波とQRS波を覚えるクイズ

クイズ①

正常な心電図波形(P波とQRS波、T波)を書いてみましょう。

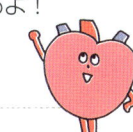

10回書くと覚えられるよ！

P波は小、QRS波は大、T波は中

クイズ②

次の文章の空欄を埋めてください。

P波は心臓の(ア　　　　)側の興奮を示しています。
QRS波は心臓の(イ　　　　)側の興奮を示しています。

正常な心臓は(ア　　　　)→(イ　　　　)の順に収縮します。
そのため、正常な心電図波形では(ウ　　　　)波→(エ　　　　)波の順に現れます。

心房側に起源がある不整脈心電図では、(ウ　　　　)波に異常が見られます。
具体的には、(ウ　　　　)波が消失したり、不規則になったりします。

心室側に起源がある不整脈心電図では、(エ　　　　)波に異常が見られます。
具体的には、(エ　　　　)波がおかしな形になります。

解答　①p.2のPoint1参照
②ア：心房　イ：心室　ウ：P　エ：QRS

ステップアップ・コラム

不整脈心電図で見られる P波・QRS波の異常の具体例

病棟で不整脈心電図に遭遇したとき、P波またはQRS波の、どちらに異常があるかに着目することで、その不整脈の起源を読み解くことができます。

心房側の異常によって引き起こされる不整脈の場合、P波がおかしくなる。

具体的には？

洞不全症候群（SSS） という徐脈の場合

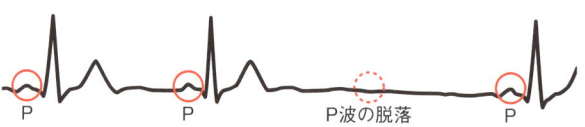

突然P波が脱落したりする。

→ p.20参照

心房細動（Af） という頻脈の場合

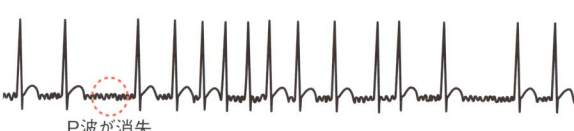

P波は基線の揺れにかき消されて見えなくなる。

→ p.30参照

心室側の異常によって引き起こされる不整脈の場合、QRS波がおかしくなる。

具体的には？

心室細動（VF） という不整脈の場合

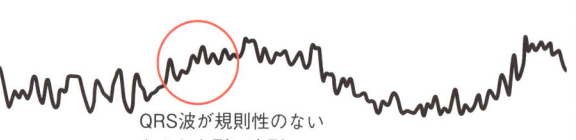

QRS波がぐちゃぐちゃになる。

→ p.8参照

心室性期外収縮（VPC） という不整脈の場合

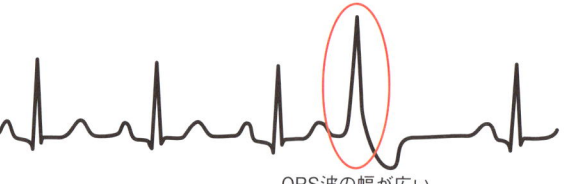

QRS波の幅が正常と比べて広くなる。

→ p.38参照

P波＝心房、QRS波＝心室という、とてもシンプルな知識ですが、これを覚えておくことで、より深く心電図が読めるようになります。

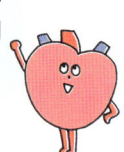

2 すぐにCPRが必要な緊急性の高い心電図の見方①

VT(心室頻拍)とVF(心室細動)を覚えよう

VT、VFは心肺停止になる危険な不整脈です。
発見しだい、すぐにCPR(心肺蘇生)を開始する必要があります。
VT、VF波形の見方と対応をおさえて、
適切に対処できるようになりましょう。

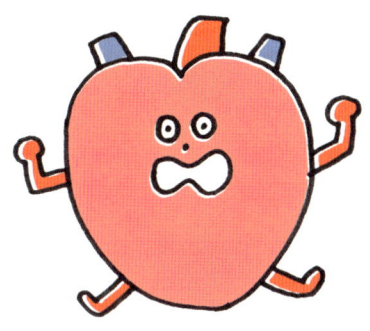

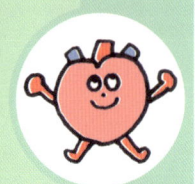

おさえておきたい 必須ポイントは4つ！

Point 1　VT とは？ VF とは？

略語	英名	和名	病態
VT	ventricular tachycardia	心室頻拍	心室が異常に早い周期で収縮
VF	ventricular fibrillation	心室細動	心室がけいれん

Point 2　VT 波形の特徴

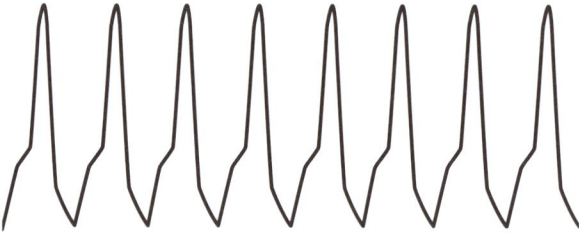

特徴　幅が広いQRS波
　　　QRS波が規則正しく連続して出現

Point 3　VF 波形の特徴

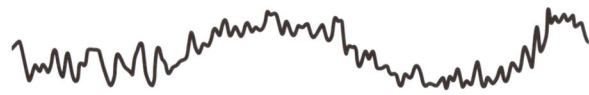

特徴　まったく規則性のない波形が連続して出現

Point 4　VT、VFへの対応 ➡ 即時CPR（心肺蘇生）

1. 心肺停止状態であれば、CPRを開始
2. ドクターコールおよび院内の蘇生チームを招集
3. 除細動および救急カートの準備
4. 二次救命救急処置の開始

VTとは？ VFとは？

VT、VFは患者さんの生命にかかわる危険な不整脈です。
発見の遅れ、初期対応の遅れはそのまま患者さんの生死を左右します。

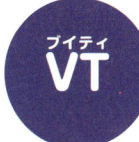 | 和名 心室頻拍
| 英名 ventricular tachycardia

心室が異常に早い周期で規則的に収縮し続ける不整脈

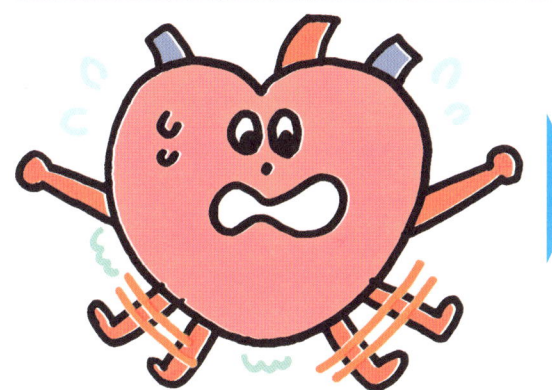

▶ 頻拍周期が早くなるほど心臓のポンプ機能が低下していき、最後には**心停止状態**となる。

VT、VFともに患者さんが心停止状態に陥る危険な不整脈です。

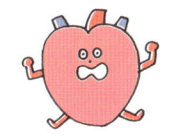

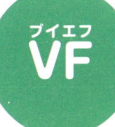 | 和名 心室細動
| 英名 ventricular fibrillation

心室がけいれんした状態に陥る不整脈

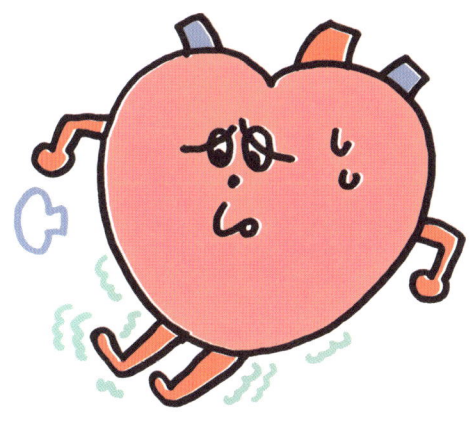

▶ 心臓のポンプ機能は完全に失われ、**心停止状態**となる。

 **患者さんの状態** VT、VFの患者さんが心肺停止状態に陥る際は、**めまい**を起こし、その直後に**失神**、**意識消失**となります。また、**脈を触知**することもできません。

VT波形の特徴

VT波形の特徴は、幅が広くて規則正しいQRS波です。

VTは**心室に起源をもつ**不整脈です。
心室内から**異常な電気刺激**が、**高頻度かつ規則的に出続ける**ことで起こっています。

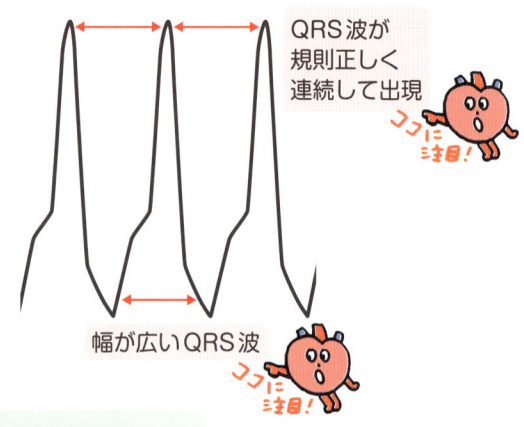

そのため、

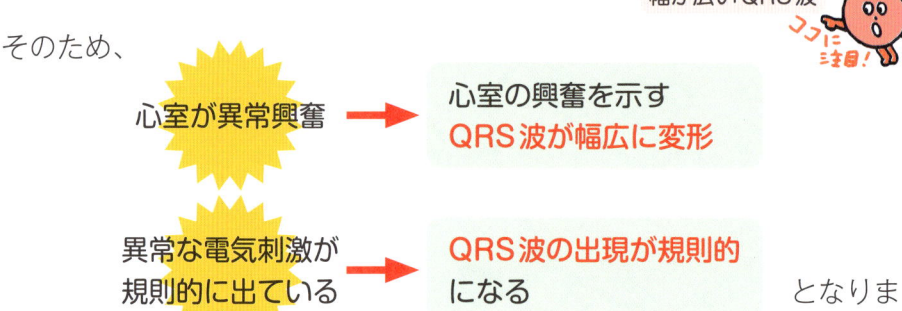

となります。

VF波形の特徴

VF波形の特徴は、まったく規則性のない連続した波形です。

VFは**心室がけいれん**することで起こる不整脈です。

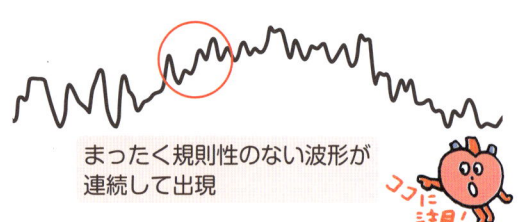

そのため、

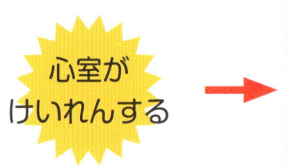

心室の興奮を示す**QRS波が意味不明な形に変形**する

QRS波の周期もまったく規則性がなくなる

となります。

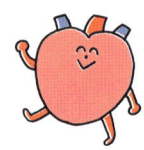

基本を思い出そう！
P波＝心房の興奮
QRS波＝心室の興奮

10

VT、VFへの対応

VT、VFは致死性の不整脈です。
発見しだい、ただちにCPR（心肺蘇生）を行う必要があります。

VT、VFのCPRにおいて、除細動はとても重要です。

発見時はドクターコールと院内蘇生チームの招集をすみやかに行うとともに、
すぐに除細動を行えるよう、
除細動器（もしくはAED［自動体外式除細動器］）を準備しましょう。

対応の流れ

1 心肺停止状態であればCPRを開始

一刻を争う緊急事態です。
1秒でも早くCPRが行える
よう、最善を尽くしましょう。

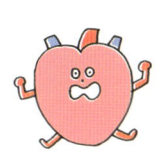
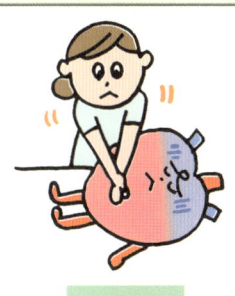

2 ドクターコールおよび院内の蘇生チームを招集

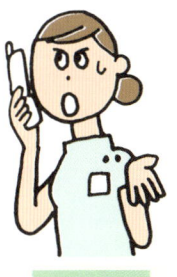

迅速な除細動が患者さんの予後を大きく変えます！

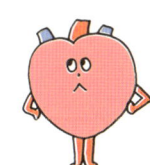

3 除細動および救急カートの準備

4 二次救命救急処置の開始

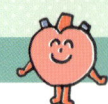

VTとVFの見方を覚えるクイズ

クイズ①

下の表を埋めてください。

略語	英名	和名	病態
VT	ventricular tachycardia	心室頻拍	ア
VF	ventricular fibrillation	心室細動	イ

クイズ②

VTの波形を書き、
その特徴を図解してみましょう。

クイズ③

VFの波形を書き、
その特徴を図解してみましょう。

クイズ④

VT、VFの対応について、次の空欄を埋めてください。

発見時の対応

1. 心肺停止状態であれば（ウ　　　　　　　）を開始
2. （エ　　　　　　）および（オ　　　　　　　）を招集
3. （カ　　　　　　）および（キ　　　　　　　）の準備
4. （ク　　　　　　）の開始

解答 ①ア：心室が異常に早い周期で収縮　イ：心室がけいれん　②p.8のPoint2参照　③p.8のPoint3参照　④ウ：CPR
エ：ドクターコール　オ：院内の蘇生チーム　カ：除細動　キ：救急カート　ク：二次救命救急処置

すぐにCPRが必要な緊急性の高い心電図の見方②

PEA（無脈性電気活動）とAsys（心静止）を覚えよう

PEA、Asysは、VT、VF同様に心肺停止になるため、
とても危険です。
発見しだい、すぐにCPRを開始する必要があります。
PEA、Asysの心電図の見方と対応を身につけて、
適切に対処できるようになりましょう。

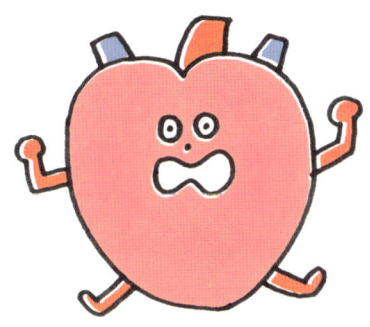

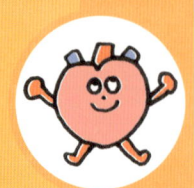

おさえておきたい必須ポイントは4つ！

Point 1 PEA（ピーイーエー）とは？ Asys（エーシス）とは？

略語	英名	和名	病態
PEA	pulseless electorical activity	無脈性電気活動	何らかの心電図波形は出ているが、心停止状態となっている
Asys	asystole	心静止	心電図波形はなく、心停止状態となっている

Point 2 PEA波形の特徴

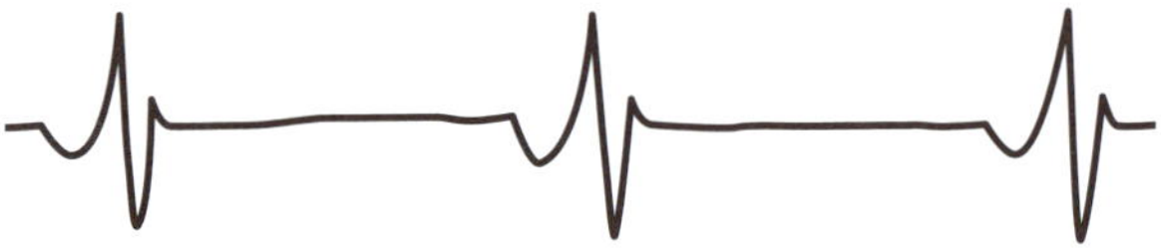

特徴 何らかの波形が見られる
脈が触知できない

Point 3 Asys波形の特徴

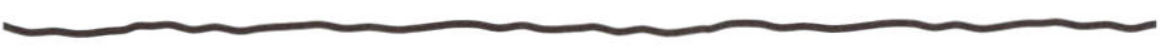

特徴 平坦な1本線

Point 4 PEA、Asysへの対応 ➡ 即時CPR（心肺蘇生）

1. 心肺停止状態であればCPRを開始
2. ドクターコールおよび院内の蘇生チームを招集
3. 救急カートの準備
4. 二次救命救急処置の開始

PEAとは？ Asysとは？

PEA、Asysは患者さんの生命にかかわる危険な心電図です。
発見の遅れ、初期対応の遅れはそのまま患者さんの生死を左右します。

 | 和名 | 無脈性電気活動
| 英名 | pulseless electorical activity

患者さんの容態が普段と違う。見てみると、**脈が触知できない状態**

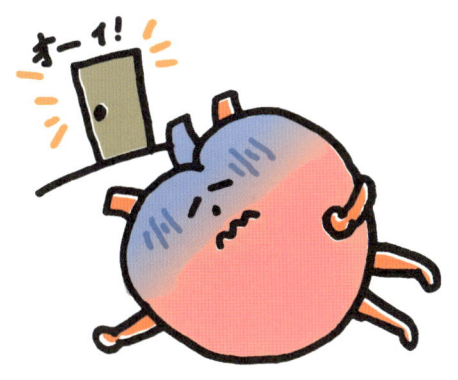

▶ 一見すると心電図に波形が出ているが、実際には**心停止状態**となっている。

PEA、Asysともに患者さんが心停止状態に陥っている危険な不整脈です。

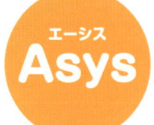 | 和名 | 心静止
| 英名 | asystole

心電図波形はなく、完全に心臓の活動が停止している状態

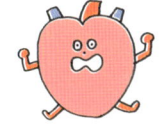

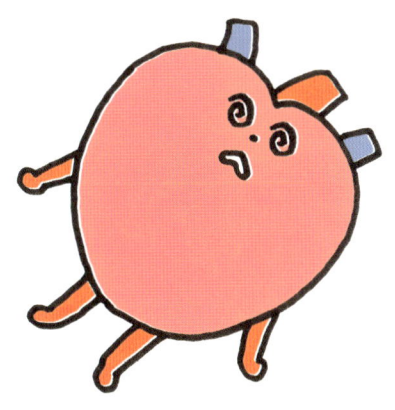

▶ 心臓のポンプ機能が完全に失われているため、患者は**心停止状態**となっている。

 患者さんの状態
PEA、Asysの患者さんは、**失神**し、**意識消失**しており、**脈を触知することもできません。**

3 すぐにCPRが必要な緊急性の高い心電図の見方②

PEA波形の特徴

PEAの特徴は、心電図で何らかの波形が記録されるのに、実際には患者さんが心肺停止状態になっていることです。

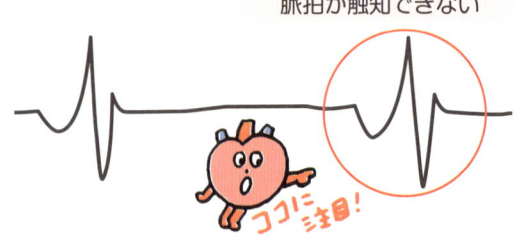

PEAの患者さんは、容態が普段と違っており、脈を見てみると、触知できません。
それでいて心電図には、何らかの波形が記録されています。

PEAの波形には、一見正常な心電図波形のように見えるものもあるため、
その判断には、脈の触知が重要になります。

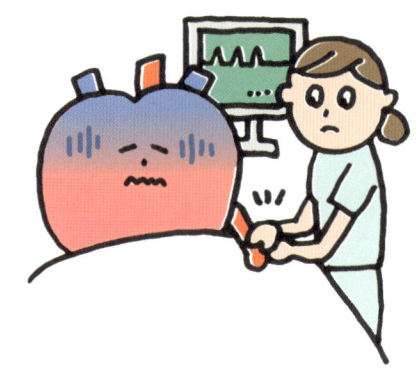

Asys波形の特徴

Asys波形の特徴は、
平坦な一本線です。

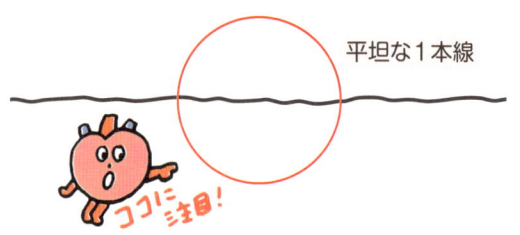

Asysでは、心臓はまったく活動していません。

そのため、 心臓は活動していない → 波形は平坦な1本線 となります。
P波もQRS波も記録されない

PEA、Asysへの対応

PEA、Asysは、致死性の不整脈です。
発見しだい、ただちにCPR（心肺蘇生）を行う必要があります。

PEA、AsysのCPRにおいて、<u>二次救命救急処置</u>がとても重要です。
VT、VFの場合と異なり、PEA、Asysで除細動を行ってしまうと、かえって蘇生率を落としてしまいます。

対応の流れ

1 心肺停止状態であればCPR開始

一刻を争う緊急事態です。
1秒でも早くCPRを開始しましょう。

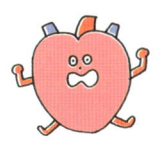
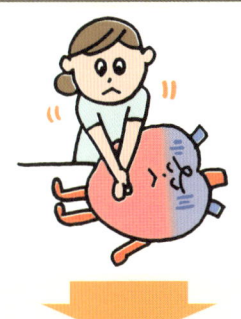

↓

2 ドクターコールおよび院内の蘇生チームを招集

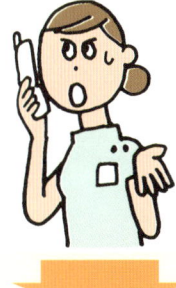

↓

3 救急カートの準備

↓

4 二次救命救急処置の開始

PEAとAsysの見方を覚えるクイズ

クイズ①

下の表を埋めてください。

略語	英名	和名	病態
PEA	pulseless electorical activity	無脈性電気活動	ア
Asys	asystole	心静止	イ

クイズ②

PEAの波形を書き、
その特徴を図解してみましょう。

クイズ③

Asysの波形を書き、
その特徴を図解してみましょう。

クイズ④

PEA、Asysの初期対応について、次の空欄を埋めてください。

発見時の対応

1. 心肺停止状態であれば（ウ　　　　　　　　）を開始
2. （エ　　　　　　　）および（オ　　　　　　　　）を招集
3. （カ　　　　　　　）の準備
4. （キ　　　　　　　）の開始

 解答　①ア：何らかの心電図波形は出ているが、心停止状態となっている　イ：心電図波形はなく、心停止状態となっている
②p.14のPoint2参照　③p.14のPoint3参照　④ウ：CPR　エ：ドクターコール　オ：院内の蘇生チーム　カ：救急カート　キ：二次救命救急処置

18

4 徐脈の見分け方

洞不全症候群(SSS)と房室ブロック(AV-block)を覚えよう

病棟で患者さんの徐脈を見つけたときの、
心電図の見方を覚えましょう。
徐脈にはたくさんの種類がありますが、
ここでは特に病棟で遭遇する頻度が高い、
洞不全症候群と房室ブロックを取り上げます。

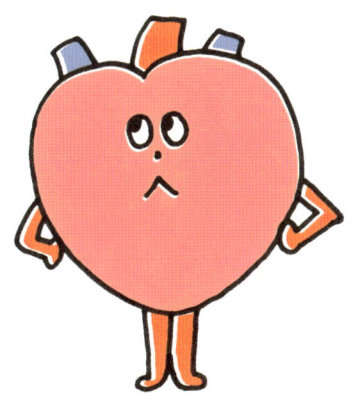

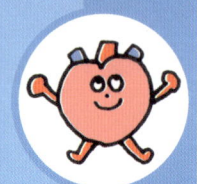

おさえておきたい 必須ポイントは4つ！

Point 1 徐脈の着目ポイント

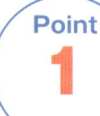

着目ポイント P波とQRS波の間隔

Point 2 P波とQRS波の間隔が狭くて一定 → 洞不全症候群（SSS）

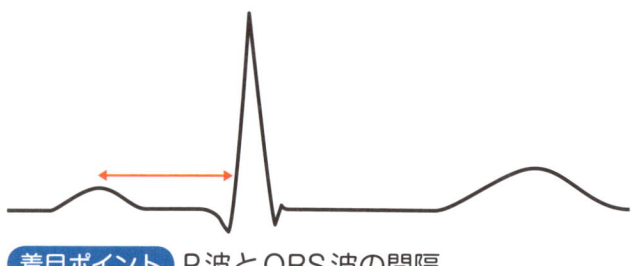

Point 3 P波とQRS波の間隔が広い、もしくは不規則 → 房室ブロック（AV-block）

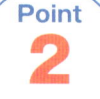

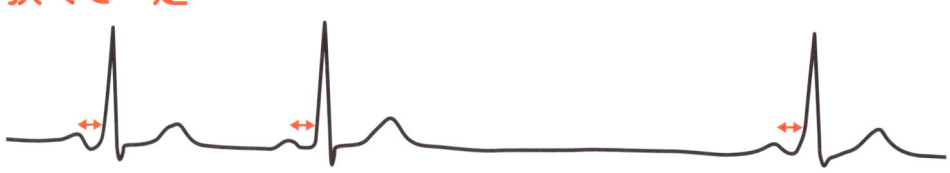

Point 4 徐脈への対応 → 発見したら、すぐに医師に報告

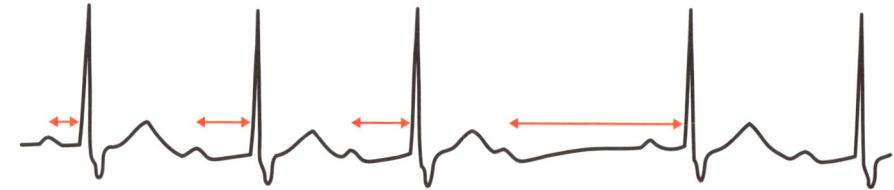

心拍数が40回/分未満の徐脈の場合、経皮ペーシングもしくは一時ペーシングを行う必要がある。自覚症状の強い徐脈や、突然死の可能性がある徐脈では、ペースメーカーが適応となる。

徐脈の着目ポイント

徐脈とは、心拍数が50回/分未満の不整脈のことです。

患者さんが徐脈になっているとき、
モニター心電図での**心拍数は明らかに遅い**レートを示します
（※心拍数のことを病棟ではレートと呼びます）。
パッと見た瞬間に「あっ、脈が普通より遅いな」と気がつくはずです。

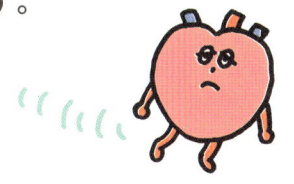

病棟で遭遇する徐脈のなかで最も多いのが

洞不全症候群（SSS） と **房室ブロック（AV-block）** です。

この2つの徐脈をおさえておけば、
病棟で遭遇する徐脈の多くを判読できるようになります。

みなさんが病棟を巡回しているとき、
正常と比べて明らかに遅い心拍数の心電図に遭遇したとします。
まず、心電図のどこに着目すべきでしょうか。

それは、**P波とQRS波の間隔**です。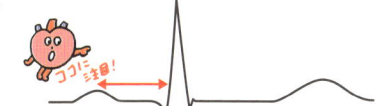

P波とQRS波の間隔が**一定**なのか、**不規則**なのかを見ることで
洞不全症候群、房室ブロックのどちらなのかを瞬時に見分けることができます。

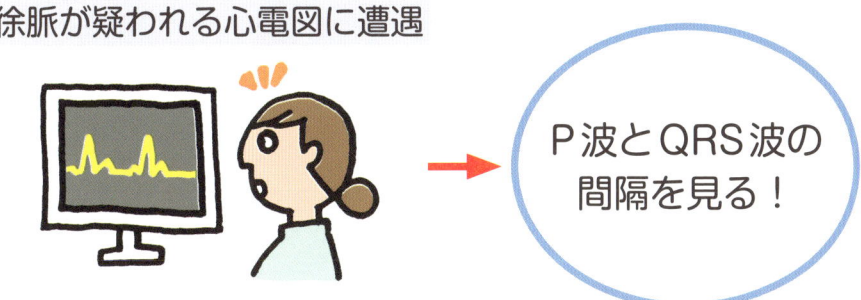

徐脈が疑われる心電図に遭遇 → P波とQRS波の間隔を見る！

患者さんの状態　徐脈は自覚症状がない場合が多いですが、**めまい**や**ふらつき**といった症状が出ることもあります。
症状が重篤な場合には、**失神**することもあります。

P波とQRS波の間隔が狭くて一定
→ 洞不全症候群（SSS）

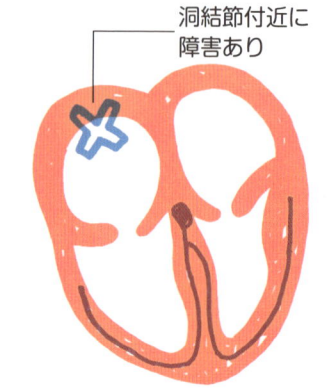
洞結節付近に障害あり

洞不全症候群とは、心房に起源をもつ不整脈で、心房の興奮頻度が低下することで起こります。

洞不全症候群では、**心房の興奮頻度が低下**しているため、**心房の収縮周期が遅く**なります。

そのため、心房の興奮を示す**P波のレートが遅く**なり、**心拍数も低下**します。

そして、一度起こった心房の興奮は、正常に心室へと伝わっていきます。
すると、**心房の興奮を示すP波と、心室の興奮を示すQRS波の間隔が狭く一定**になるのです。

洞不全症候群 波形の特徴

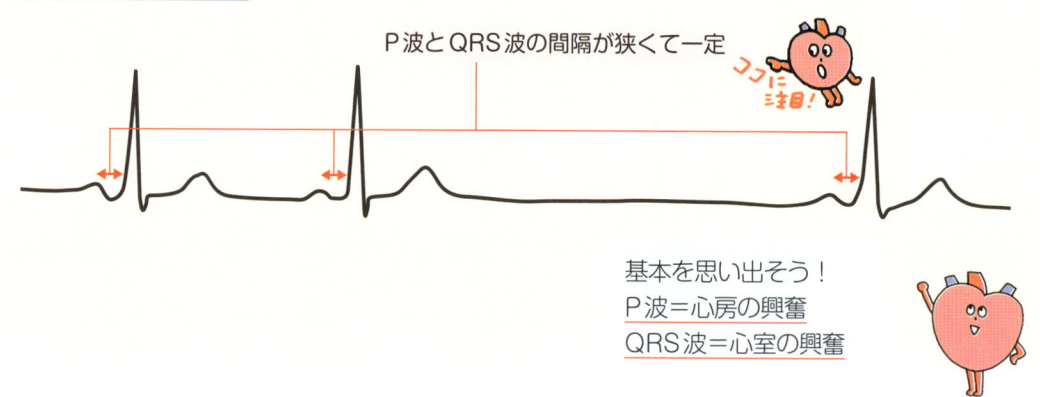

P波とQRS波の間隔が狭くて一定

ココに注目！

基本を思い出そう！
P波＝心房の興奮
QRS波＝心室の興奮

なお、洞不全症候群には、細かく4つの種類が存在します。

① 持続性の洞徐脈
② 洞房ブロック
③ 洞停止
④ 徐脈頻脈症候群

これらの4つは患者さんの自覚症状の有無によって、ペースメーカーの適応となる場合があります。循環器病棟に配属されたら、よく耳にするようになるので、余裕があれば覚えておいて損はありません。

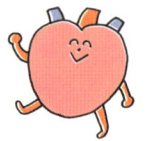

P波とQRS波の間隔が広い、もしくは不規則
→ 房室ブロック（AV-block）

房室ブロックとは、心房の興奮を心室に伝える房室結節と呼ばれる部分の障害が原因の不整脈です。

房室結節の機能が低下することで**心房の興奮が心室に正常に伝わりにくくなっている**のです。

房室ブロックの波形の特徴として、**P波とQRS波の間隔が広い、もしくは不規則**であることが挙げられます。

これは、房室結節の機能低下により、心房の興奮が心室に伝わるタイミングが遅くなったり、不規則になったりすることで起こっています。

房室ブロック 波形の特徴

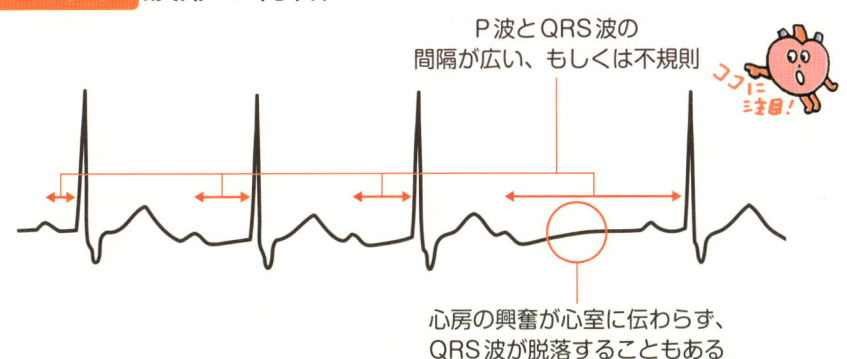

P波とQRS波の間隔が広い、もしくは不規則

心房の興奮が心室に伝わらず、QRS波が脱落することもある

また、房室ブロックには、細かく6つの種類が存在します。

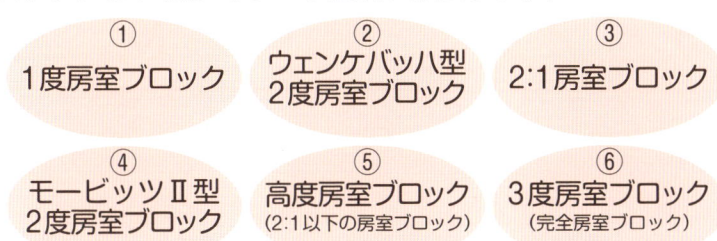

① 1度房室ブロック
② ウェンケバッハ型2度房室ブロック
③ 2:1房室ブロック
④ モービッツⅡ型2度房室ブロック
⑤ 高度房室ブロック（2:1以下の房室ブロック）
⑥ 3度房室ブロック（完全房室ブロック）

なかでも④〜⑥は、**突然死**する可能性があるため、とても危険な徐脈です。

発見しだい、ただちに経皮的ペーシングを行い、回復の見込みがなければペースメーカーを植え込む必要があります。

4 徐脈の見分け方

徐脈への対応

徐脈を発見したら、すぐに医師に報告しましょう。

徐脈は一般的に緊急性の低い場合が多いことを覚えておきましょう。
患者さんには自覚症状すらなく、重篤な症状を引き起こす恐れも少ないため、多くの場合が**経過観察**となります。

ところが、一部の徐脈には危険なものが潜んでいます。
例えば、**心拍数 40 回/分未満**の重篤な洞不全症候群の場合、**めまい**や**ふらつき**といった自覚症状が出やすく、**経皮ペーシング**や**一時ペーシング**といった処置を施し対処する場合もあります。
そして、症状の原因が一時的なものでない場合、**ペースメーカー**の適応を検討します。

また、房室ブロックの中には**突然死**する可能性のあるものがあります。
このような危険な房室ブロックでは、ペースメーカーを植え込むことで突然死を防ぐことができます。

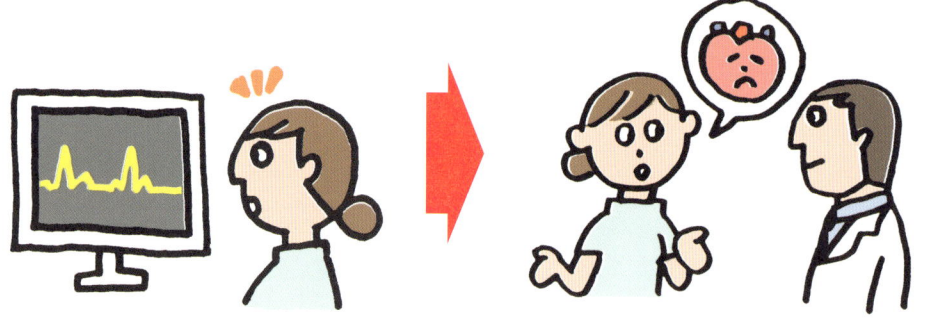

 覚えておこう！ 心停止時間と症状の関係

一般的に、心停止時間の長さによって、以下の症状をきたすと考えられています。

5秒間	めまい発作
10秒間	失神発作
30秒間	けいれん発作
1分以上	呼吸停止
3分	脳幹死

徐脈の見分け方を覚えるクイズ

クイズ①

次の文章の空欄を埋めてください。

徐脈とは、心拍数(ア　　　　　　)回/分未満の不整脈のことです。
徐脈を見分ける際の着目点は、(イ　　　　　　)です。

もし、(イ　　　　　　)が狭くて一定だった場合、
その徐脈は(ウ　　　　　　)の疑いがあります。

もし、(イ　　　　　　)が広い、もしくは不規則だったら、
その徐脈は(エ　　　　　　)の疑いがあります。

心拍数が(オ　　　　　　)回/分未満の徐脈の場合、
(カ　　　　　　)もしくは(キ　　　　　　)を行う必要があります。
(ク　　　　　　)の強い徐脈や、(ケ　　　　　　)の可能性がある徐脈では、(コ　　　　　　)の適応を検討します。

クイズ②

洞不全症候群の波形を書き、その特徴を図解してみましょう。

クイズ③

房室ブロックの波形を書き、その特徴を図解してみましょう。

 解答　①ア：50　イ：P波とQRS波の間隔　ウ：洞不全症候群(SSS)　エ：房室ブロック(AV-block)　オ：40　カ：経皮ペーシング　キ：一時ペーシング　ク：自覚症状　ケ：突然死　コ：ペースメーカー
②p.20のPoint2参照　③p.20のPoint3参照

ステップアップ・コラム

突然死を引き起こす可能性がある3種類の房室ブロック

危険な房室ブロックは3種類 違いは"房室結節の障害レベル"

房室ブロックは、房室結節と呼ばれる部位が障害されることで起こる不整脈です。
一般に緊急性の低い場合が多いですが、
なかには**突然死**を引き起こす可能性がある危険な房室ブロックもあります。

特に危険な房室ブロックは、

- モービッツⅡ型 2度房室ブロック
- 高度房室ブロック（2:1以下の房室ブロック）
- 3度房室ブロック（完全房室ブロック）

の3種類です。
その違いは**"房室結節の障害レベル"**にあります。

房室結節は心房の興奮を心室に伝える役割を担っています。

この房室結節が障害されると、**心房の興奮が伝わりにくく**なります。
そして、**障害のレベルが高ければ高いほど、突然死の危険性が増していく**のです。

心電図波形も微妙に違ってくる

3種類それぞれ房室結節の障害レベルが異なるため、心電図波形も若干違ってきます。

モービッツⅡ型2度房室ブロック

突然1拍QRS波が抜ける

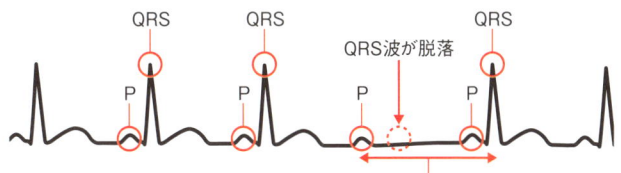

このとき、心房は正常に興奮しているため、心房の興奮を示すP波は通常どおり見られます。

房室結節の障害レベル

房室結節の障害が重く、数拍に1回くらいの頻度で心房の興奮が心室に伝わらなくなっている。

波形の特徴

興奮が心室に伝わらなかったタイミングで、心室の興奮を示すQRS波が1拍分抜け落ちる。

高度房室ブロック（2:1以下の房室ブロック）

QRS波が連続して数拍抜け落ちる

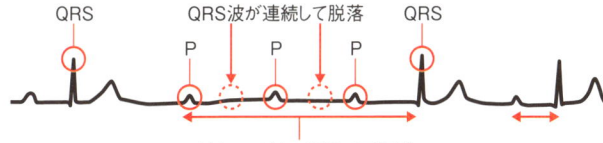

房室結節の障害レベル

房室結節の障害がさらに進んでおりモービッツⅡ型よりも、さらに心房の興奮が心室に伝わりにくくなっている。

波形の特徴

心室の興奮を示すQRS波が連続して数拍抜け落ちる。

3度房室ブロック（完全房室ブロック）

P波とQRS波がバラバラに見られる

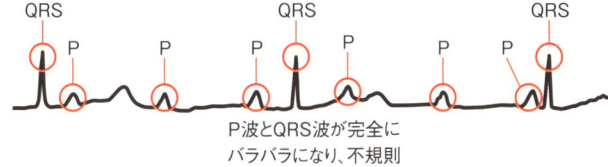

房室結節の障害レベル

房室結節の機能が完全に失われて、心房から心室への興奮伝導が完全に遮断される。

波形の特徴

心房の興奮を示すP波と、心室の興奮を示すQRS波がバラバラに見られる。

波形の特徴		不整脈名		房室結節の障害レベル
QRS波が突然抜け落ちる	=	モービッツⅡ型2度房室ブロック	=	房室結節の障害が重度
QRS波が数拍連続で抜け落ちる	=	高度房室ブロック（2:1以下の房室ブロック）	=	房室結節の障害がモービッツⅡ型より重度
P波とQRS波がバラバラ	=	3度房室ブロック（完全房室ブロック）	=	房室結節の機能が完全に失われている

ステップアップ・コラム

見落としやすい2：1房室ブロック

房室ブロックは、慣れてくれば誰でも簡単に見つけることができます。
ところが、なかには見つけにくい房室ブロックもあり、
その代表格が、2：1房室ブロックです。

2：1房室ブロックは、**1拍ごとにQRS波が抜け落ちる**房室ブロックで、
通常であれば、以下のような、わかりやすい心電図波形をしています。

わかりやすい 2：1房室ブロックの例

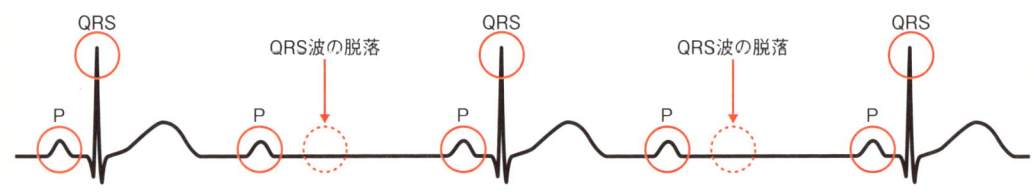

しかし、場合によっては**P波がT波と重なって**見にくくなることがあり、
このタイプの2：1房室ブロックは**一見正常な波形に見える**ため、見落とす可能性があります。

わかりにくい 2：1房室ブロックの例

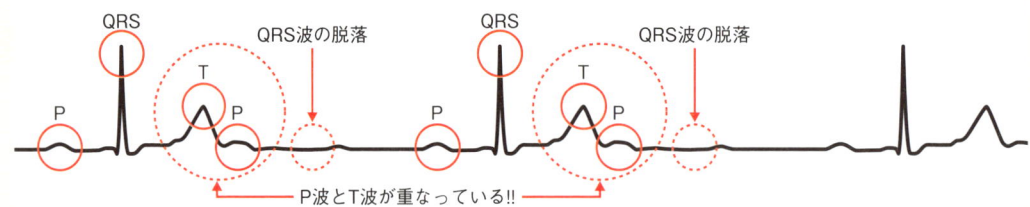

2：1房室ブロックは2度房室ブロックの一種で、
発見次第、**ペースメーカーの植え込み**を検討するため詳しい検査をする場合があります。
見つけたら、**すぐに医師に報告**しましょう。

5 頻脈の見分け方

上室性の頻脈を覚えよう

頻脈にはたくさんの種類がありますが、
病棟で遭遇する頻脈となると、その種類は限られます。
病棟で見る頻脈の多くは、上室性の頻脈と呼ばれるものです。
最も遭遇頻度の高い上室性の頻脈を
見分けられるようになりましょう。

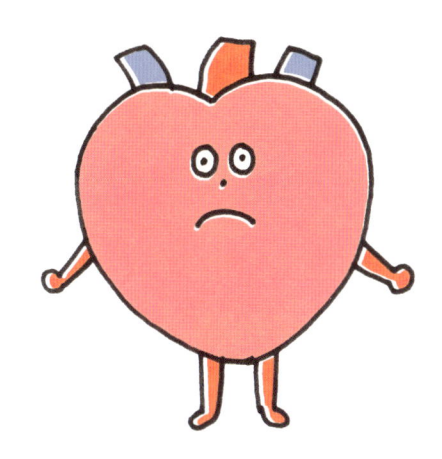

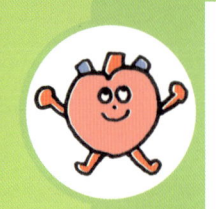

おさえておきたい 必須ポイントは4つ！

Point 1 上室性の頻脈の着目ポイント

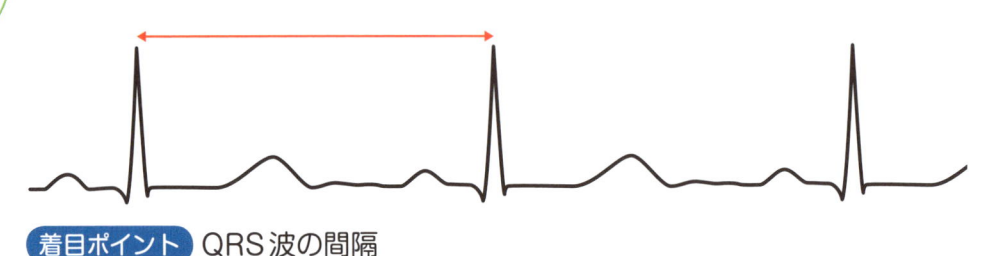

着目ポイント QRS波の間隔

Point 2 QRS波の間隔が不規則 → Af（心房細動）

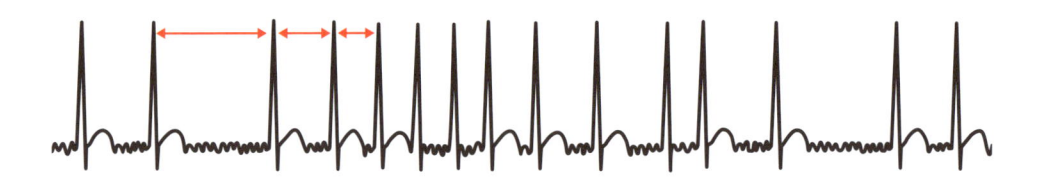

Point 3 QRS波の間隔が一定 → Af以外の上室性の頻脈

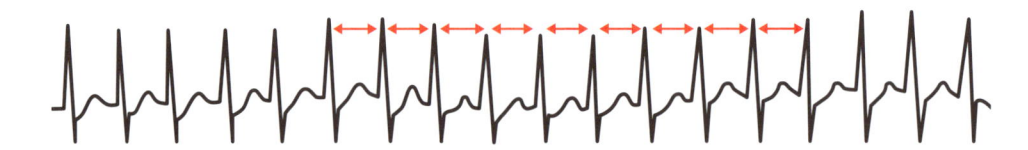

Point 4 上室性の頻脈への対応 → 発見したら、すぐに医師に報告

心拍数180回/分以上の頻脈の場合、めまいや意識消失といった重篤な症状を引き起こす可能性がある。

上室性の頻脈の着目ポイント

**上室性の頻脈とは、心房に原因をもち、
心拍数が100回/分を超える頻脈のことです。**

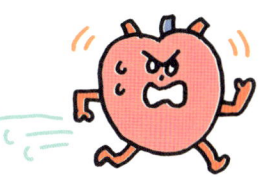

病棟で遭遇する頻脈のほとんどが、この上室性の頻脈になります。

> ちなみに、心室に原因をもつ頻脈は心室性の頻脈と呼ばれ、
> VTやVF（→p.8）、VPC（→p.38）がそれにあたります。

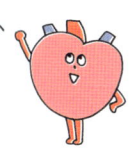

上室性の頻脈の中にはたくさんの種類がありますが、
病棟で遭遇しやすいものの1つに **Af（心房細動）** があります。
まず最初にAfを見分けられるようになりましょう。

Af と **Af以外の上室性の頻脈** を見分けるには、
心電図のどこに着目すればよいのでしょうか。

それは、**QRS波の間隔**です。

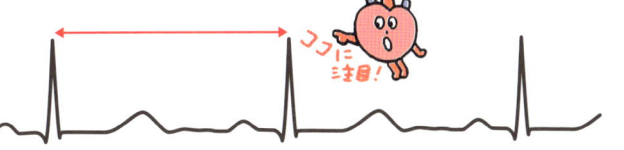

QRS波の間隔が**一定**なのか、**不規則**なのかを見ることで、簡単に見分けることができます。

上室性の頻脈が疑われる心電図に遭遇

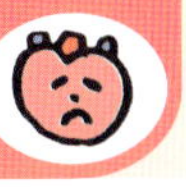

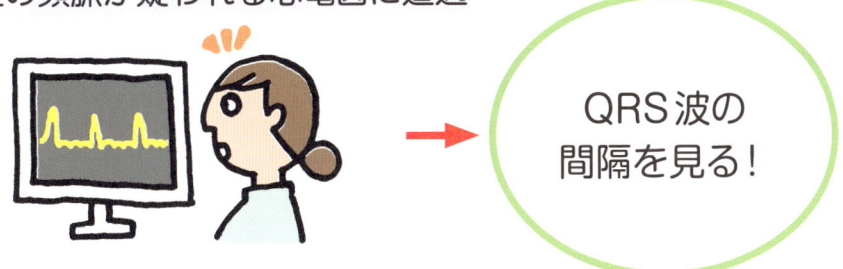

→ QRS波の間隔を見る！

患者さんの状態
上室性の頻脈になると、自覚症状として**動悸**を感じることがあります。症状が重篤だと、**めまい**や**意識消失**を起こす場合もあるので注意が必要です。

QRS波の間隔が不規則
→ Af（心房細動）

Afとは、上室性の頻脈の１つで、
心房がけいれんしたように細かく動く（細動）
波形が特徴です。

Afの心電図的特徴は、心房が細かくけいれんしているため、
心房の興奮を示すP波が消失します。

そして、心房側の細かいけいれんが不規則に心室に伝わるため、
心室の興奮を示すQRS波が不規則になるのです。

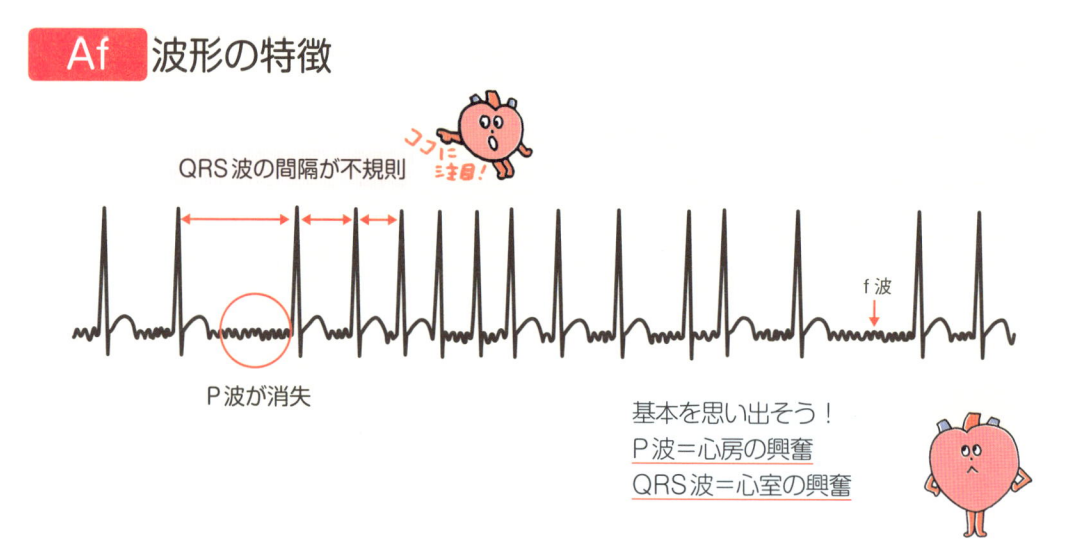

Af 波形の特徴

QRS波の間隔が不規則

f波

P波が消失

基本を思い出そう！
P波＝心房の興奮
QRS波＝心室の興奮

Af波形のもう１つの特徴として、f波と呼ばれる基線の揺れが見られる場合があります。

しかし、f波はとても小さく、モニター心電図上で見つけられないことも多々あります。そのため、波形が大きく見落とす心配のないQRS波に着目したほうが、Afを見分けやすいです。

Afを見分ける際は、まずQRS波の間隔が不規則であることを確認し、余裕があれば補助的にf波の有無を確認しましょう。

QRS波の間隔が一定
→ Af以外の上室性の頻脈

Af以外の上室性の頻脈では、多くの場合で心房が規則正しく早く収縮します。

そのため心電図では、規則正しい心房の興奮がそのまま心室に伝わるため、心室の興奮を示す**QRS波も規則正しく一定間隔**で観察されます。

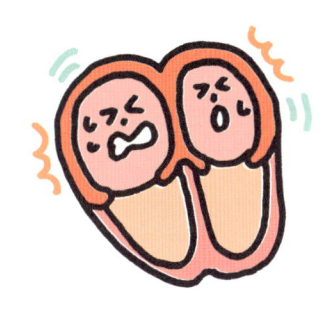

さらに、上室性の頻脈は**心房の異常が原因**で起こっているため、心房の興奮を示す**P波の形が変形**したり、**おかしなタイミング**で出たり、もしくは**消失**したりします。

Af以外の上室性の頻脈 波形の特徴

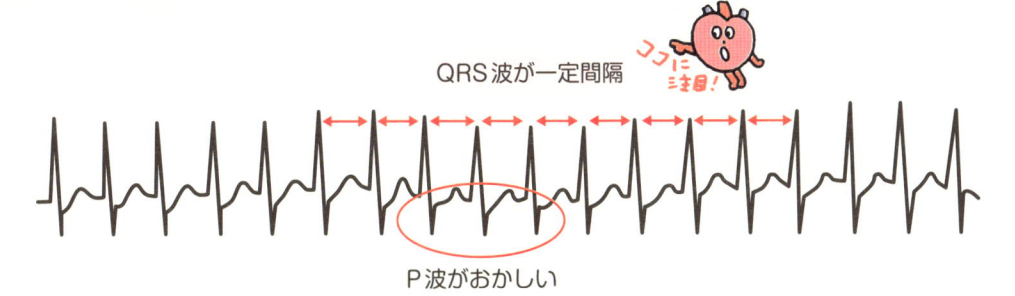

QRS波が一定間隔

ココに注目！

P波がおかしい

上室性の頻脈への対応

上室性の頻脈を発見したら、すぐに医師に報告しましょう。

上室性の頻脈は、緊急性が低い場合が多いのですが、
心拍数180回/分以上の早い頻脈の場合、**めまい**や**意識消失**といった重篤な症状を起こす可能性があり、ただちに処置を施す必要が生じることがあります。

自覚症状が強い患者さんや、**抗不整脈薬が効きにくくなった**患者さんに対しては、カテーテルアブレーション（専用のカテーテルを使って、心臓の内側から不整脈を治療する手術）の適応を検討します。

5 頻脈の見分け方

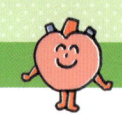

上室性の頻脈の見分け方を覚えるクイズ

クイズ ①

次の文章の空欄を埋めてください。

上室性の頻脈とは、（ア　　　　　）に原因がある、心拍数（イ　　　　　）回/分以上の不整脈のことです。
上室性の頻脈を見分ける際の着目点は、（ウ　　　　　）です。

もし、（ウ　　　　　）が不規則だったら
その上室性の頻脈は（エ　　　　　）の疑いがあります。

もし、（ウ　　　　　）が一定だったら
その上室性の頻脈は（オ　　　　　）の疑いがあります。

心拍数（カ　　　　　）回/分以上の上室性の頻脈の場合、
めまいや意識消失といった重篤な症状を起こす可能性があります。

クイズ ②

Af（心房細動）の波形を書き、その特徴を図解してみましょう。

クイズ ③

Af以外の上室性の頻脈の波形を書き、その特徴を図解してみましょう。

解答
①ア：心房　イ：100　ウ：QRS波の間隔　エ：Af（心房細動）　オ：Af以外の頻脈　カ：180
②p.30のPoint 2参照　③p.30のPoint 3参照

ステップアップ・コラム

Af以外でよく見かける 4種類の上室性の頻脈

4種類の上室性の頻脈の違いは"起源"

Af以外の上室性の頻脈には、細かくいくつかの種類が存在しますが、
病棟でよく見かけるものとして、以下の4つが挙げられます。

- 心房粗動（AFL）
- 心房頻拍（AT）
- 房室結節リエントリー性頻拍（AVNRT）
- 房室リエントリー性頻拍（AVRT）

上室性の頻脈で、QRS波の間隔が一定の場合、
それはAf以外のなんらかの頻脈であると考えられますが、
さらにもう1歩踏み込んだ観察をすることで、
4種類を簡単に見分けることができます。

4種類ある上室性の頻脈の違いは、"起源"にあります。

① 心房粗動（AFL）
➡ 起源は**三尖弁輪**

② 心房頻拍（AT）
➡ 起源は**それ以外の部位**

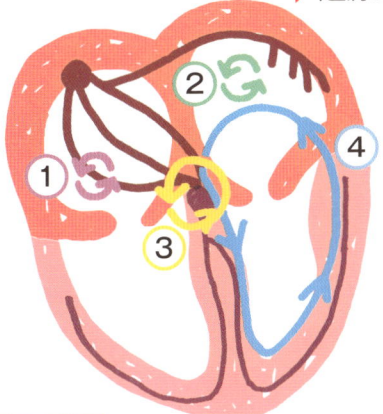

③ 房室結節リエントリー性頻拍（AVNRT）
➡ 起源は**房室結節上**

④ 房室リエントリー性頻拍（AVRT）
➡ 異常な電気刺激が**心房と心室をグルグル回る**ように旋回

5 頻脈の見分け方

心電図波形も微妙に違ってくる

4種類の上室性の頻脈は起源が異なるため、心電図波形も若干違ってきます。

心房粗動（AFL）
特徴的なのこぎり歯状の波形（F波）が見られる

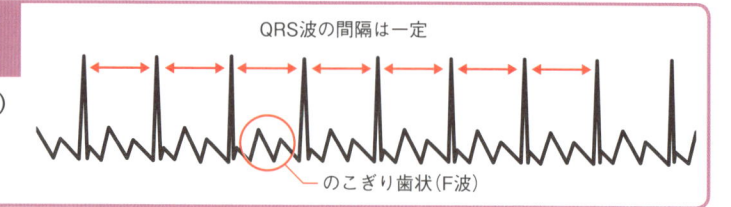

- QRS波の間隔は一定
- のこぎり歯状（F波）

心房頻拍（AT）
QRS波の左側にP波が見られる

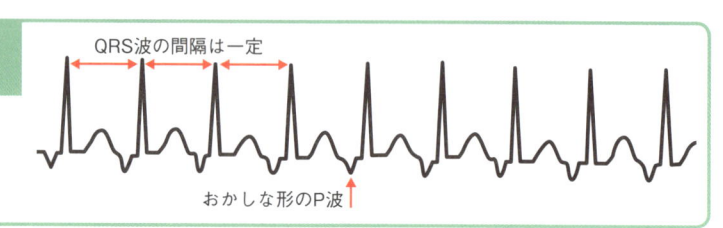

- QRS波の間隔は一定
- おかしな形のP波

房室結節リエントリー性頻拍（AVNRT）
P波がQRS波に隠れて見えなくなる

- QRS波の間隔は一定
- P波はQRS波に隠れて見えなくなる

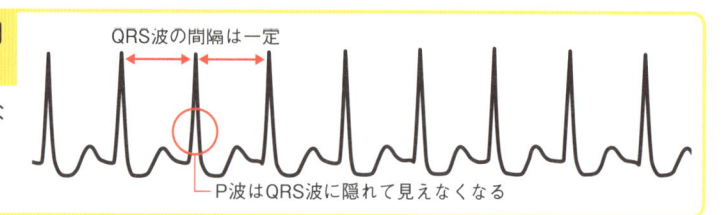

房室リエントリー性頻拍（AVRT）
QRS波の右側にP波が見られる

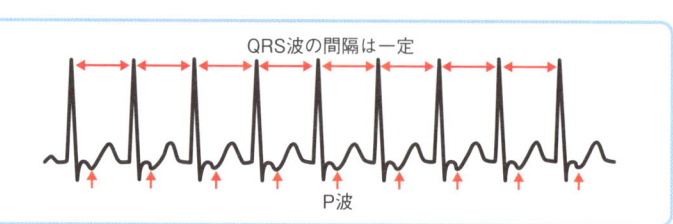

- QRS波の間隔は一定
- P波

波形の特徴	不整脈名	起源
のこぎり歯状	心房粗動	三尖弁輪
QRS波の左側にP波	心房頻拍	それ以外の部位
P波がQRS波に隠れる	房室結節リエントリー性頻拍	房室結節
QRS波の右側にP波	房室リエントリー性頻拍	心房と心室を大きく旋回

このように、波形の特徴と不整脈名、起源をセットで覚えることで心電図への理解が深まります。

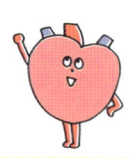

6 期外収縮の見分け方

VPC（心室性期外収縮）と SVPC（上室性期外収縮）を覚えよう

期外収縮には、VPCとSVPCの2種類があります。
同じ期外収縮でも、VPCとSVPCでは危険度がまったく異なります。
患者さんの期外収縮を見つけたら、
VPCなのかSVPCなのか瞬時に判断し、
適切に対処できるようになりましょう。

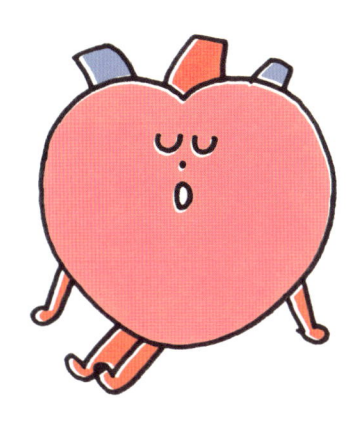

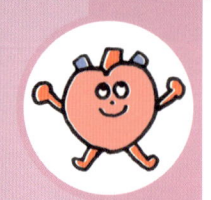

おさえておきたい 必須ポイントは4つ！

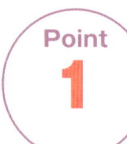

Point 1 期外収縮の着目ポイント

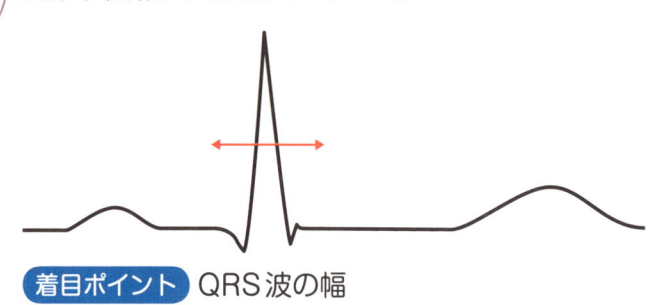

着目ポイント QRS波の幅

Point 2 QRS波の幅が広い ➡ VPC（心室性期外収縮）
ブイピーシー

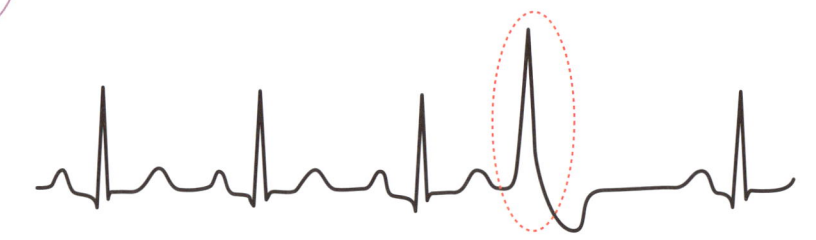

Point 3 QRS波の幅が狭い ➡ SVPC（上室性期外収縮）
エスブイピーシー

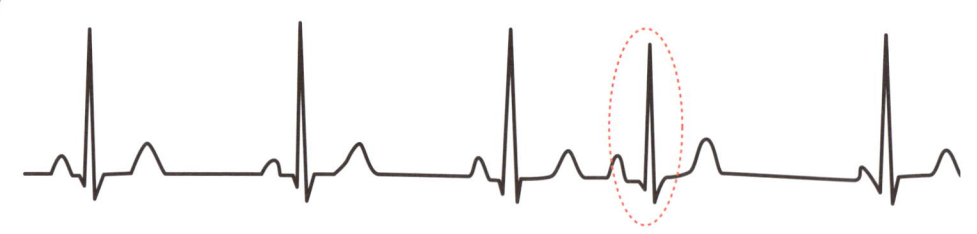

Point 4 期外収縮への対応 ➡ 発見したら、すぐに医師に報告

VPCは緊急性が高く、SVPCは緊急性が低い場合が多い。
特に頻繁に出るVPCや3発以上連発するVPCには注意が必要。

期外収縮の着目ポイント

**期外収縮は、「心臓のしゃっくり」ともいわれ、
正常な心電図のなかに突如出現する不整脈です。**

期外収縮には、
VPC（心室性期外収縮） と **SVPC（上室性期外収縮）** の
2つがあります。

これらの期外収縮は、正常な心電図のなかに**突如1発**、または**数発**まぎれ込んできます。
期外収縮の心電図では、**明らかにおかしなタイミングでQRS波が出てくる**ので、
何気なく心電図を見ていても、すぐに気づくことができるでしょう。

このような期外収縮が疑われる心電図に遭遇したとき、
心電図のどこに着目すべきでしょうか。

それは、**QRS波の幅**です。

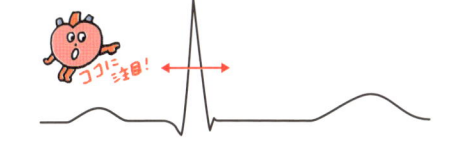

QRS波の幅が広いのか、狭いのかを見るだけで
その期外収縮がVPCなのか、SVPCなのかを見分けることができます。

期外収縮が疑われる心電図に遭遇 → QRS波の幅を見る！

> **患者さんの状態**
> 期外収縮を起こしている患者さんは、自覚症状として、**胸の違和感**や**動悸**、**軽い胸痛**を感じることがあります。
> 心室性期外収縮をきっかけに、**VT、VFを引き起こす場合もあり**、注意が必要です。

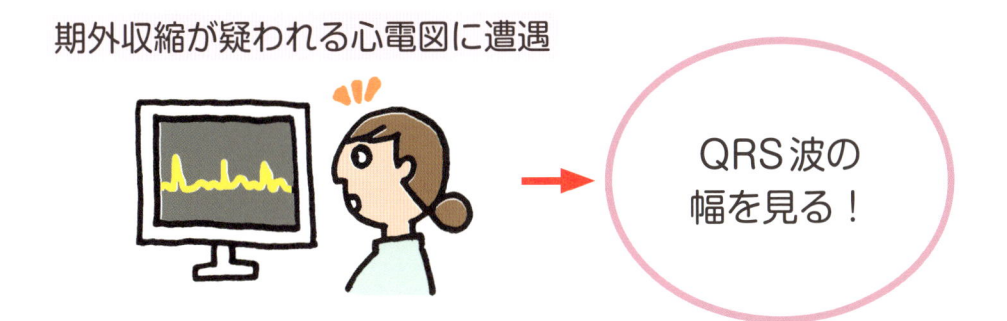

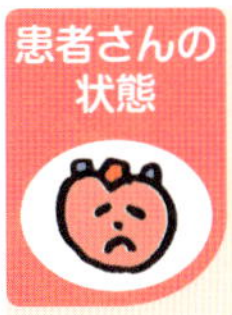

QRS波の幅が広い
→ VPC（心室性期外収縮）

VPCとは、心室に起源をもつ期外収縮で、
何の前触れもなく突如心室が収縮するのが特徴です。

VPCの心電図では、**心室**を起源に収縮しており、
それが原因で心室の興奮を示すQRS波の幅が広くなるのです。

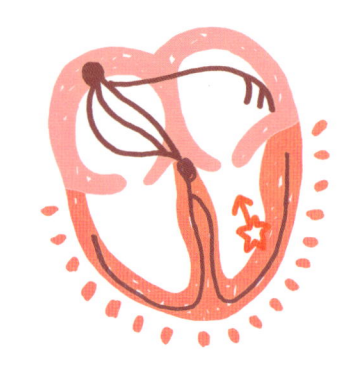

さらに、VPCでは**心房より心室のほうが先に収縮**するため、
心房の興奮を示すP波がQRS波に先行しません。

VPC 波形の特徴

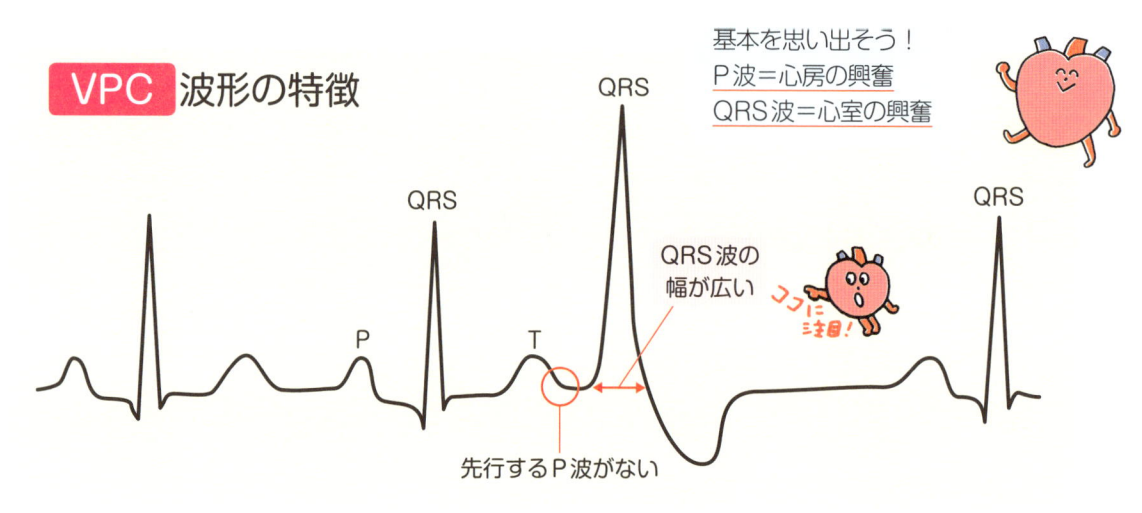

基本を思い出そう！
P波＝心房の興奮
QRS波＝心室の興奮

QRS波の幅が広い
先行するP波がない

VPCが心室のどこから起こったかを
12誘導心電図を見ることによって、ある程度推測できます。

QRS波の幅が狭い
→ SVPC（上室性期外収縮）

SVPCとは、心房に起源をもつ期外収縮で、
何の前触れもなく、突如心房が収縮するのが特徴です。

SVPCでは、心房で起こった期外収縮によって心臓の収縮が開始します。
そのため、心房の興奮を示すP波が先行して見られます。

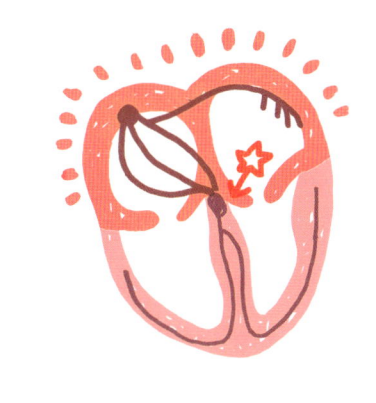

そして、期外収縮によって起こった心房の興奮は、通常どおり心室に伝わり、心室を収縮させます。
そのため、心室の興奮を示すQRS波は正常時と同じ形を示します。
結果的に、心室の興奮を示すQRS波の幅が狭く（正常と同じ形に）なるのです。

SVPC 波形の特徴

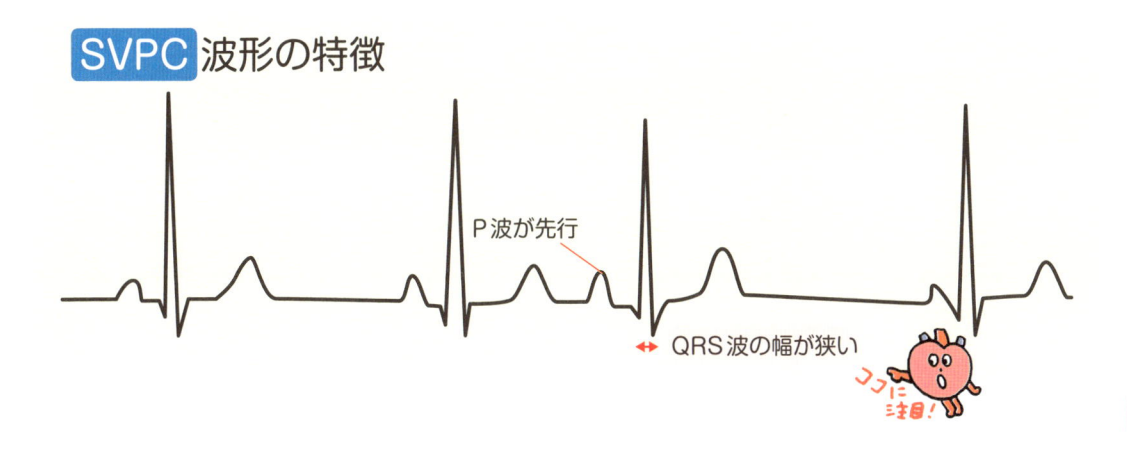

P波が先行
QRS波の幅が狭い
ココに注目！

期外収縮への対応

VPC、SVPCは単発であれば緊急性が低い場合が多く、強い自覚症状がなければ、経過観察となります。

ただし、頻繁に出たり連発する期外収縮は、不整脈を引き起こす可能性があり注意が必要です。
特にVPCがきっかけで引き起こされるVT、VFは致死性不整脈なので大変危険です。

頻繁に出るVPCや、3連発以上のVPCを発見した場合、すぐに医師に報告して適切に対処する必要があります。
VPCもSVPCの治療法としては、薬物療法やカテーテルアブレーションがあります。

また、VPCの患者さんで頻繁にVT、VFを引き起こす場合、突然死を予防するため、ICD（植え込み型除細動器）の植え込みを検討することもあります。

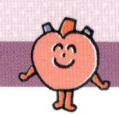

期外収縮の見分け方を覚えるクイズ

クイズ①

次の文章の空欄を埋めてください。

期外収縮を見分ける際の着目点は、(ア　　　　　　　)です。

もし、(ア　　　　　　　)が広かったら、
その期外収縮は(イ　　　　　　　)の疑いがあります。

もし、(ア　　　　　　　)が狭かったら、
その期外収縮は、(ウ　　　　　　　)の疑いがあります。

(イ　　　　　　　)の中でも、特に(エ　　　　　　　)や
(オ　　　　　　　)発以上連発するものは、VTやVFを引き起こす可能性があり、危険です。

クイズ②

VPCの波形を書き、その特徴を図解してみましょう。

クイズ③

SVPCの波形を書き、その特徴を図解してみましょう。

解答　①ア：QRS波の幅　イ：VPC(心室性期外収縮)　ウ：SVPC(上室性期外収縮)　エ：頻繁に出るもの　オ：3
②p.38のPoint2参照　③p.38のPoint3参照

12誘導心電図の見方

ST上昇を覚えよう

患者さんが胸痛を訴えているときは、
すばやく12誘導心電図をとることが重要です。
12誘導心電図のどの部分に着目し、
波形の変化から何が推測できるのか、
読み解くコツを覚えましょう。

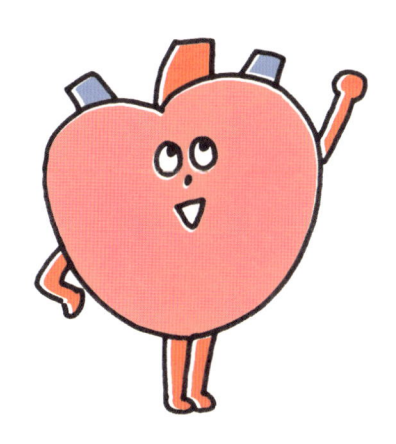

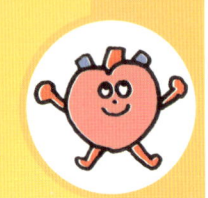

おさえておきたい 必須ポイントは4つ！

Point 1　12誘導心電図をとるタイミングと目的

タイミング 虚血性心疾患が疑われるとき（例：胸痛を訴えるなど）
目的 虚血性心疾患（心筋梗塞、狭心症）によって、心臓のどの部分がダメージを受けているのかを推定するため

Point 2　12誘導心電図の着目ポイント ➡ ST上昇

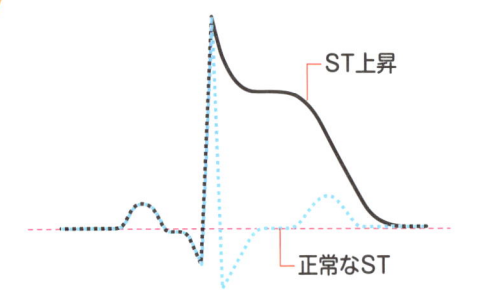

（図：ST上昇／正常なST）

Point 3　ST上昇から心筋の梗塞部位を推定する方法

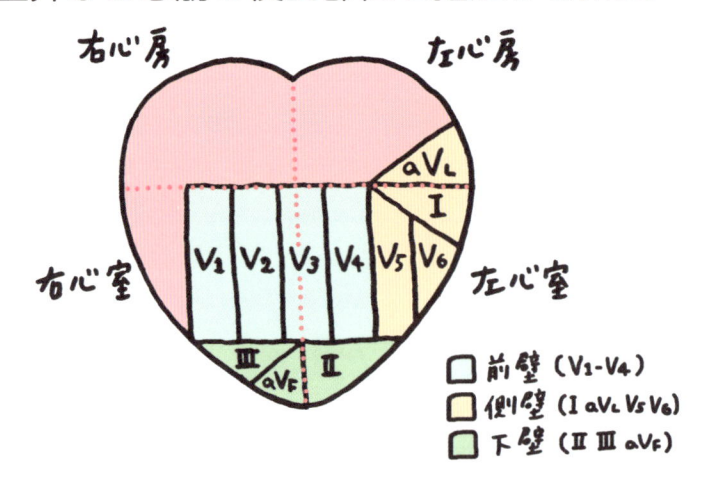

（図：右心房／左心房／右心室／左心室、V1～V6、aVL、I、II、III、aVF）
- 前壁（V1–V4）
- 側壁（I aVL V5 V6）
- 下壁（II III aVF）

Point 4　ST上昇への対応 ➡ 発見したら、すぐに医師に報告

12誘導心電図のどの誘導でSTが上昇しているかを合わせて報告するとよい。

12誘導心電図をとる
タイミングと目的

12誘導心電図とは、心臓の刺激伝導をさまざまな角度から観察するためにとる心電図のことです。

12誘導心電図をとることで、モニター心電図だけでは発見することのできない、詳細な心臓の異常をとらえることができます。

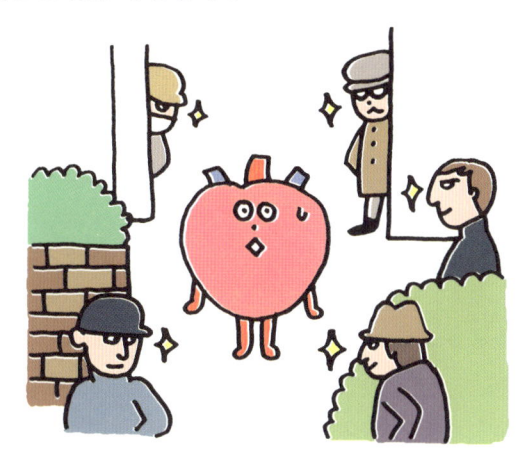

12誘導心電図でわかることは、たくさんあります。
例えば、虚血性心疾患（心筋梗塞、狭心症）で、
心臓のどの部分が障害を受けているのか（障害部位の推定）、
不整脈の起源の推定などがその代表例です。
特に虚血性心疾患での12誘導心電図は、一般病棟でも遭遇する可能性が高いため、重要です。

12誘導心電図をとるタイミングとして最も多いのは、患者さんが胸痛を訴えているときです。

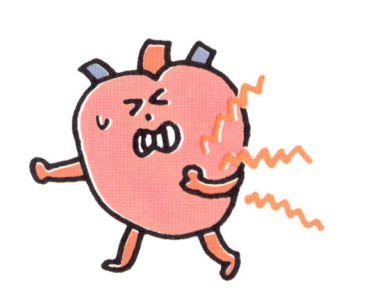

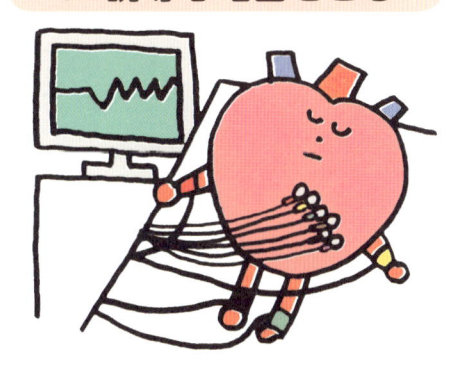

胸痛を訴える　→　12誘導心電図をとる

12誘導心電図をとる目的は、
虚血性心疾患(心筋梗塞、狭心症)によって
心臓のどの部分がダメージを受けているのか(障害部位)を推定することです。

つまり、心筋梗塞や狭心症といった虚血性心疾患の疑いがある患者さんに対し、
12誘導心電図をとることで、

心筋がダメージを受けているのか、
ダメージを受けている場合、
ダメージを受けている部位が心臓の前側(前壁)なのか、
下側(下壁)なのか、それとも左側(側壁)なのか、

といったところまで、ある程度推測できるのです。

こうして得られた情報は、虚血性心疾患を治療する際の重要な情報となります。

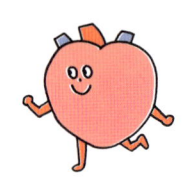

12誘導心電図の着目ポイント

12誘導心電図を読むときは、心電図のどの部分に着目すべきでしょうか。

それは、**ST上昇**です。
ST上昇とは、QRS波のすぐ後ろの基線が上昇していることです。

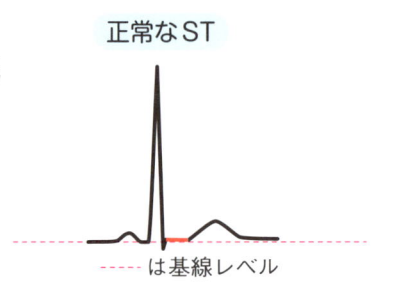

正常なST
------は基線レベル

STは低下する場合もありますが、急性心筋梗塞で重要なのはST上昇です。

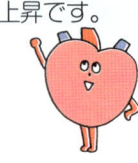

ST部分が上昇した心電図波形
→ ST上昇

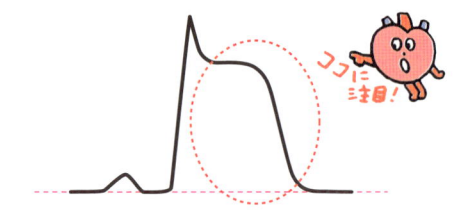

ココに注目!

ST上昇では、心筋が重度に障害され壊死しかかっています。
急性心筋梗塞などの重篤な疾患が疑われるため、緊急度が高い状態です。

12誘導心電図を読む ＝ ST上昇に着目

ST上昇から心筋の梗塞部位を推定する方法

ST上昇は心筋梗塞に見られる特徴的な心電図波形です。

12誘導心電図中のST上昇を見るだけで
心筋梗塞発症の可能性だけでなく、**心臓のどの部分が梗塞を起こしているのか**を推測することができます。

ステップ1 12誘導のうち、どの誘導のSTが上昇しているかを確認する。

ステップ2 STが上昇している誘導と、下の対応図を照らし合わせて心筋の梗塞部位を推定する。

ST上昇と心筋の梗塞部位の対応図

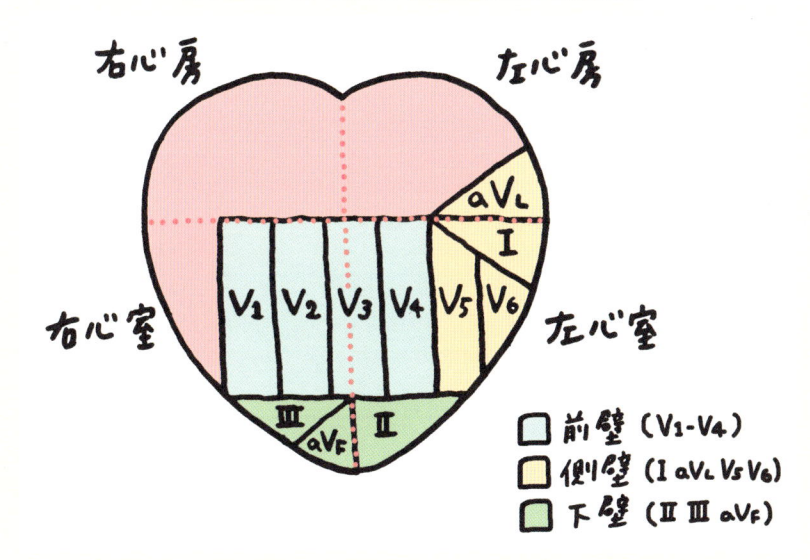

- 前壁（V1-V4）
- 側壁（I aVL V5 V6）
- 下壁（II III aVF）

この2ステップで瞬時に推定できます。

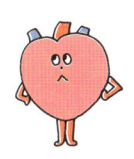

例1 V₁〜V₄でST上昇が見つかった場合

心臓の前側の心筋が梗塞を起こしている

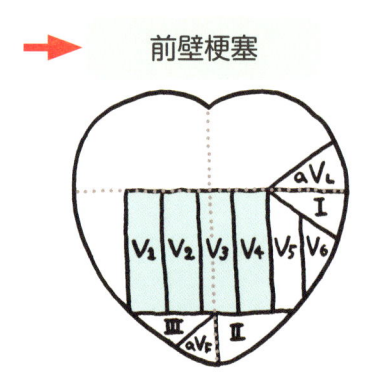

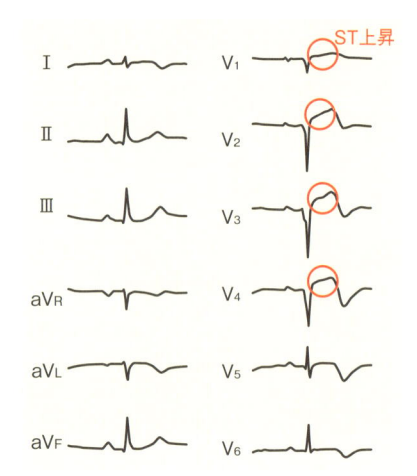

→ 前壁梗塞

例2 Ⅱ／Ⅲ／aVF誘導でST上昇が見つかった場合

心臓の下側の心筋が梗塞を起こしている

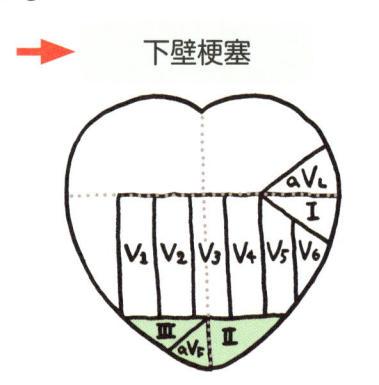

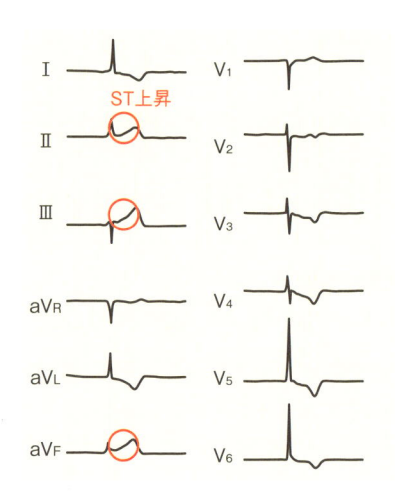

→ 下壁梗塞

STが上昇している誘導と心臓の対応を覚えておけば、12誘導心電図だけで心臓のどの部分が梗塞を起こしているかがすぐにわかります。

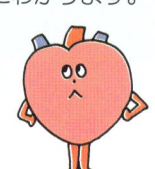

ST上昇への対応

胸痛を訴える患者さんがいたら、すばやく12誘導心電図をとりましょう。ST上昇があれば、心筋梗塞の可能性があります。

心筋梗塞は早期発見、早期治療が患者さんの予後を大きく左右します。
ST上昇を発見したら、すぐに医師に報告してください。
STが上昇していることと、どの誘導のSTが上昇しているかをできるだけ詳細に医師に報告し、適切な対処ができるよう指示を仰ぎます。
また、以前にとった12誘導心電図があれば、それを比較することも重要です。

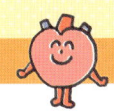

12誘導心電図の見方を覚えるクイズ

クイズ①

次の文章の空欄を埋めてください。

12誘導心電図を読む際の着目ポイントは、(ア　　　　)です。
12誘導心電図をとるタイミングは、(イ　　　　)が疑われるときです。
具体的には、患者が(ウ　　　　)を訴えているときなどに12誘導心電図をとります。
ST上昇は(エ　　　　)で見られる特徴的な心電図波形で、
12誘導のどの誘導のSTが上昇しているかを確認することで(オ　　　　)を推測することができます。

クイズ②

空欄を埋めて、STが上昇している誘導と心臓との対応図を完成させましょう。

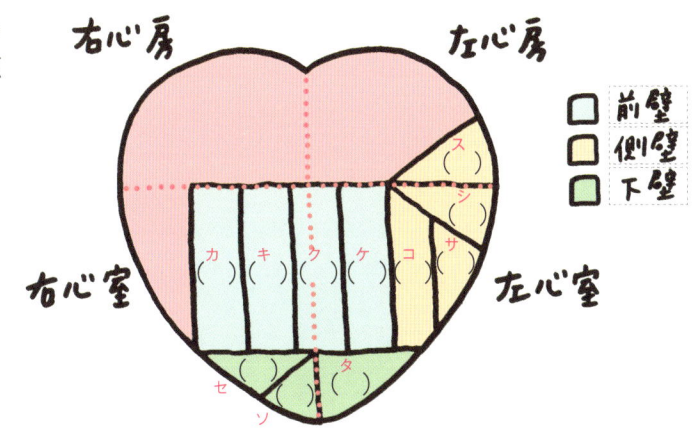

クイズ③

右の12誘導心電図を読み解き、心臓のどの部分が障害されているかを推定してみましょう。

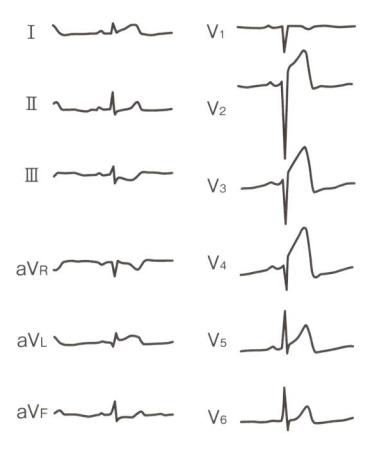

解答　①ア：ST上昇　イ：虚血性心疾患　ウ：胸痛　エ：心筋梗塞　オ：心臓（心筋）の障害部位　②p.47参照
③V₂〜V₆、aV_L、Ⅰ誘導のSTが上昇しているため、前壁から側壁にかけて広範囲に心臓がダメージを受けていることが推測されます（広範囲前壁梗塞）。

心電図の必須ポイント まとめてチェック

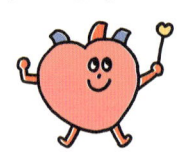

Check! 心電図波形の名称

- [ ] 心電図には、**P波**、**QRS波**、**T波**の3つの波形がある。
- [ ] **P波は心房の興奮**を、**QRS波は心室の興奮**を示している。
- [ ] 正常な心臓は、**心房→心室**の順に収縮している。そのため、正常な心電図波形では**P波→QRS波**の順で現れる。

➡ p.2〜6

Check! すぐにCPRが必要な緊急性の高い心電図

- [ ] 特に危険な心電図波形は、**VT**（心室頻拍）、**VF**（心室細動）、**PEA**（無脈性電気活動）、**Asys**（心静止）の4つである。これらの波形は、そのまま覚える。
- [ ] **VT、VFは心室に起源をもつ致死性不整脈**のため、心室の興奮を示す**QRS波の形がおかしくなる**。
- [ ] **VT**は、QRS波が**幅広く**なる。
- [ ] **VF**は、QRS波が**消失**し、**小刻み**な波形になる。
- [ ] **PEA**は、**一応波形が観察される**が実際は心停止状態で、**脈を触知すること**ができない。
- [ ] **Asys**は、心電図波形が**平坦な1本線**になる。
- [ ] 病棟でこれらVT、VF、PEA、Asysの心電図に遭遇したら、一刻も早く**CPR（心肺蘇生）**を行う。
- [ ] ドクターコールをし、院内の**蘇生チームを招集**する。
- [ ] VT、VFの場合は除細動を施すため、**除細動器の手配**が必要である。

➡ p.8〜12　➡ p.14〜18

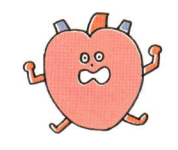

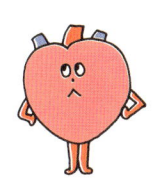

Check! 徐脈は、P波とQRS波の間隔に着目する

- ☐ 徐脈には、大きく分けて**洞不全症候群（SSS）**と**房室ブロック（AV-block）**がある。

- ☐ 徐脈を見分ける際は、**P波とQRS波の間隔**が重要である。

- ☐ 徐脈の発生機序は、①**心房の興奮速度が遅い**か、もしくは②**心房の興奮が心室に伝わりにくい**かのいずれかである。これらの違いがP波とQRS波の間隔に現れる。

- ☐ 心房の興奮速度が遅い徐脈を、洞不全症候群と呼ぶ。

- ☐ **洞不全症候群**では、心房の興奮速度は遅いものの一度心房が興奮すれば、その興奮が正常に心室に伝わるため、**P波とQRS波の間隔は一定**になる。

- ☐ 心房の興奮が心室に伝わりにくい徐脈を、房室ブロックと呼ぶ。

- ☐ **房室ブロック**では、心房は正常に興奮しているが、心房の興奮が心室に伝わりにくくなっているため、**P波とQRS波の間隔がのびたり、QRS波が脱落したり**する。

- ☐ 洞不全症候群と房室ブロックとでは、**房室ブロックのほうが、危険度が高い**。

- ☐ 洞不全症候群では、患者に強い自覚症状があっても死には至らないことが多いが、洞不全症候群を発見した場合は、**すみやかに医師に報告**したほうがよい。

- ☐ 房室ブロックは、心房から心室への興奮伝導が重度に障害されている**モービッツⅡ型2度房室ブロック**、**高度房室ブロック（2：1以下の房室ブロック）**、**3度房室ブロック（完全房室ブロック）**では**突然死**するリスクがあるため、すぐに治療を施さなければならない。

- ☐ 房室ブロックの患者を病棟で見つけたら、すぐに**医師に報告**し、適切に対処する。

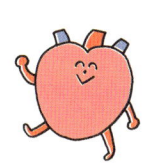

→ p.20～28

> **Check!** 上室性の頻脈は、QRS波の間隔に着目する

- ☐ 頻脈には大きく分けて<u>上室性</u>の頻脈と<u>心室性</u>の頻脈がある。

- ☐ 頻脈のなかでも、<u>心房</u>に原因をもつ頻脈を<u>上室性の頻脈</u>と呼ぶ。

- ☐ 頻脈を鑑別する際は、**QRS波の間隔**が重要である。

- ☐ 頻脈の発生機序は、①<u>心房がけいれん</u>している、もしくは②<u>心房が周期的に速いレートで興奮</u>している、のいずれかである。これらの違いがQRS波の間隔に現れる。

- ☐ <u>心房がけいれん</u>している頻脈を**Af**（エーエフ）（心房細動）と呼ぶ。

- ☐ **Af**では、心房がけいれん状態にあり、心房が不規則に興奮を続ける。心房の興奮が心室に伝わるタイミングも不規則になり、心室の収縮周期が不規則になる。そのため、心室の興奮を示す**QRS波の間隔が不規則**になる。

- ☐ 上室性の頻脈の中には、心房が規則的に早い頻度で興奮するものもあり、そうした頻脈では規則的な心房の興奮がそのまま心室に伝わるため、**QRS波の間隔が規則的**になる。

- ☐ 上室性の頻脈は、**緊急性が高くない場合が多い**。しかし、なかにはすぐに対処すべきものもあるため、これらの心電図に遭遇したら**すぐに医師に報告**しておく。

➡ p.30〜36

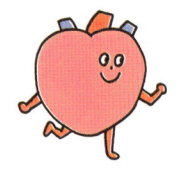

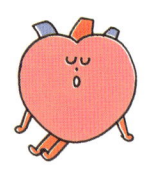

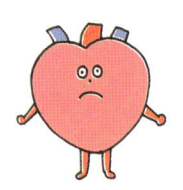

Check! 期外収縮は、QRS波の幅に着目する

- ☐ 期外収縮は、心臓のしゃっくりのようなもので、**SVPC**（上室性期外収縮）と**VPC**（心室性期外収縮）の2種類がある。

- ☐ 期外収縮を鑑別する際は、**QRS波の幅**が重要である。

- ☐ ①心房が期外収縮している場合と、②心室が期外収縮している場合とで、QRS波の幅に違いが現れる。

- ☐ **心房内で起こる**期外収縮を、**SVPC**（上室性期外収縮）と呼ぶ。

- ☐ **SVPC**では、心房こそ期外収縮によってイレギュラーな収縮をしているものの、心室は正常に収縮しているため、心室の興奮を示す**QRS波は正常時と同じ形**になる。

- ☐ **心室内で起こる**期外収縮を、**VPC**（心室性期外収縮）と呼ぶ。

- ☐ **VPC**では、心室が期外収縮によりイレギュラーな収縮のしかたをするため、結果的に**QRS波が幅広に変形**し、P波が先行しない。

- ☐ VPCは、**3連発以上はすぐに医師に報告**する。

→ p.38～42

Check! 12誘導心電図は、ST上昇に着目する

- ☐ 12誘導心電図は、患者が**胸痛**を訴えたときなど、**心筋梗塞の疑い**がある場合にすみやかにとるようにする。

- ☐ 12誘導心電図を鑑別する際は、**ST上昇**が重要である。

- ☐ 心筋梗塞により**心筋が壊死**すると、心電図のST部分が上昇する。

- ☐ 12誘導心電図では、STが上昇している誘導によって、**心臓のどの部位で壊死が起こっているか**がおおよそ推測できる。

- ☐ 例えば、Ⅱ、Ⅲ、aV$_F$誘導のSTが上昇していた場合は、**心臓の下側（下壁部位）**の心筋が壊死している可能性が高い。

- ☐ 病棟でST上昇を発見したら、その患者は**急性心筋梗塞を発症**している可能性がある。**すぐに医師に報告**し、適切な処置を施す。

→ p.44～49

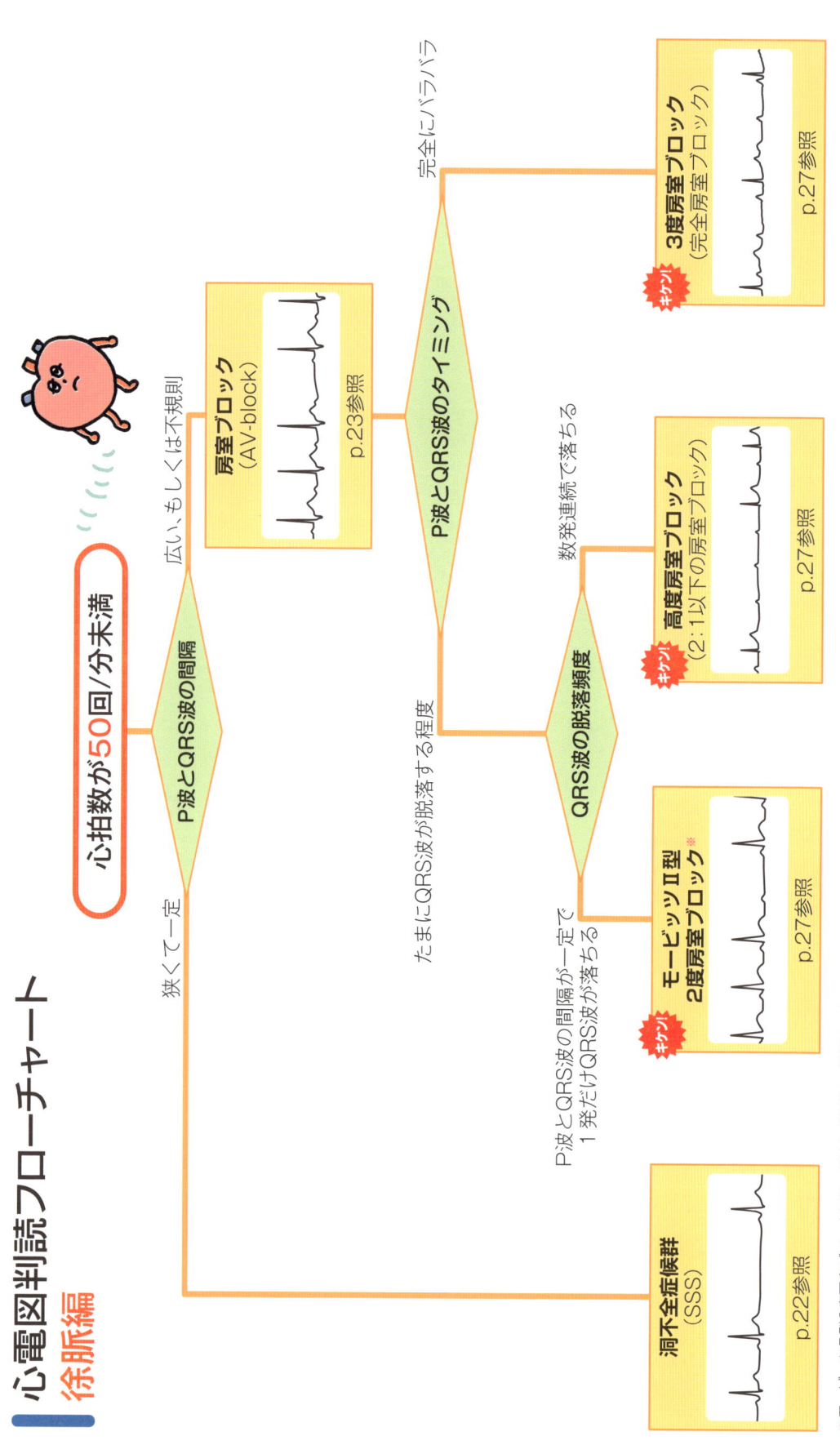

心電図判読フローチャート
徐脈編

心拍数が50回/分未満

- 広い、もしくは不規則 → **房室ブロック (AV-block)** p.23参照
  - P波とQRS波のタイミング
    - 完全にバラバラ → **3度房室ブロック（完全房室ブロック）** キケン！ p.27参照
    - たまにQRS波が脱落する程度 → QRS波の脱落頻度
      - 数発連続で落ちる → **高度房室ブロック（2:1以下の房室ブロック）** キケン！ p.27参照
      - P波とQRS波の間隔が一定で1発だけQRS波が落ちる → **モービッツⅡ型2度房室ブロック※** キケン！ p.27参照
- P波とQRS波の間隔
  - 狭くて一定 → **洞不全症候群 (SSS)** p.22参照

※モービッツⅡ型2度房室ブロックでは、P波とQRS波の間隔は一定で、突然、QRS波が1発脱落します。このとき、P波とQRS波の間隔が徐々にのびるにのびるといった変化が見られる場合、ウェンケバッハ型2度房室ブロックという別の房室ブロックが疑われます。

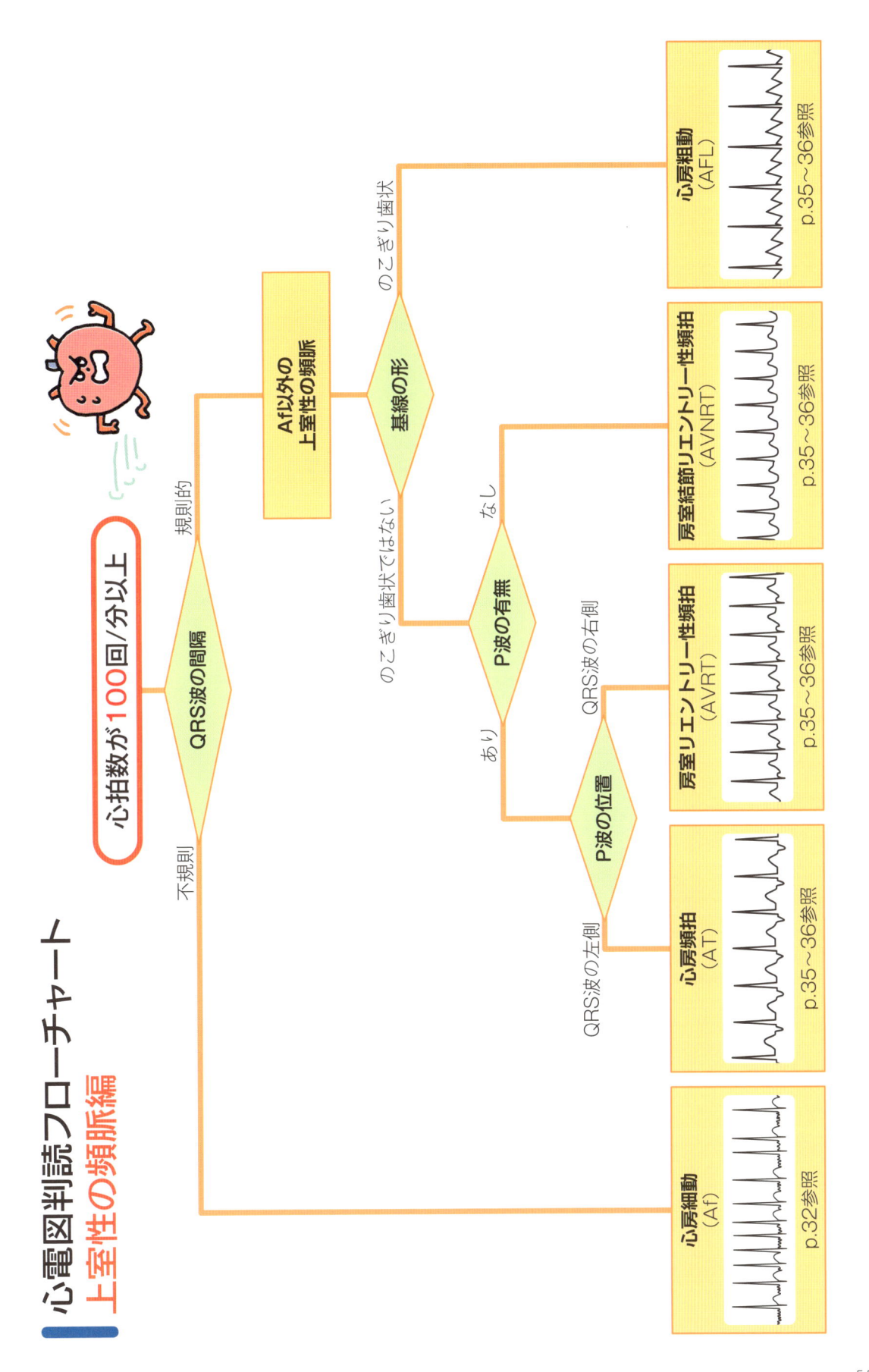

心電図判読フローチャート
上室性の頻脈編

心拍数が100回/分以上

- **QRS波の間隔**
  - 規則的 → **Af以外の上室性の頻脈**
    - **基線の形**
      - のこぎり歯状 → **心房粗動（AFL）** p.35～36参照
      - のこぎり歯状ではない
        - **P波の有無**
          - なし → **房室結節リエントリー性頻拍（AVNRT）** p.35～36参照
          - あり → **P波の位置**
            - QRS波の右側 → **房室リエントリー性頻拍（AVRT）** p.35～36参照
            - QRS波の左側 → **心房頻拍（AT）** p.35～36参照
  - 不規則 → **心房細動（Af）** p.32参照

索引

欧文

AED（automated external defibrillator）	11
Af（atrial fibrilation）	30, 31, 55
AFL（atrial flutter）	35, 36, 55
Asys（asystole）	14
AT（atrial tachycardia）	35, 36, 55
AV-block（atrioventricular block）	20, 23
AVNRT（atrioventricular nodal reentrant tachycardia）	35, 36, 55
AVRT（atrioventricular reentrant tachycardia）	35, 36, 55
CPR（cardiopulmonary resuscitation）	8, 11, 14, 17
ICD（implantable cardiac defibrillator）	41
P波	2, 3, 20, 22
PEA（pulseless electorical activity）	14
QRS波	2, 3, 10, 20, 22, 30, 31, 38
SSS（sick sinus syndrome）	20, 22, 54
ST上昇	44, 46
ST低下	46
ST部分	3, 46
SVPC（supraventricular premature contraction）	38, 41
T波	2, 3
VF（ventricular fibrillation）	8, 31, 39, 41
VPC（ventricular premature contraction）	31, 38, 40
VT（ventricular tachycardia）	8, 31, 39, 41

和文

あ

ICD（アイシーディ）	41

い

意識消失	9, 15, 30, 31, 33
一時ペーシング	20, 24
１度房室ブロック	23
院内の蘇生チーム	8, 11, 14, 17

う

植え込み型除細動器	41
ウェンケバッハ型２度房室ブロック	23

え

AED（エーイーディ）	11
Af（エーエフ）	30, 31, 55
AFL（エーエフエル）	35, 36, 55
Asys（エーシス）	14
SSS（エスエスエス）	20, 22, 54
ST上昇	44, 46
ST低下	46
ST部分	3, 46
SVPC（エスブイピーシー）	38, 41
AT（エーティ）	35, 36, 55
AVRT（エーブイアールティ）	35, 36, 55
AVNRT（エーブイエヌアールティ）	35, 36, 55
AV-block（エーブイブロック）	20, 23

か

カテーテルアブレーション	33, 41
下壁	46
下壁梗塞	48
軽い胸痛	39
完全房室ブロック	23, 26, 54

き

期外収縮	38
QRS波	2, 3, 10, 20, 22, 30, 31, 38
QRS波の異常	6
救急カート	8, 11, 14, 17
急性心筋梗塞	46
狭心症	44
胸痛	44, 45
虚血性心疾患	44, 46

け

経皮ペーシング	20, 24

こ

高度房室ブロック	23, 26, 54
抗不整脈薬	33

さ

三尖弁輪	35
３度房室ブロック	23, 26, 54

し

自覚症状	21
自覚症状が強い	20, 33
持続性の洞徐脈	22

失神 9, 15, 21
自動体外式除細動器 11
CPR（シーピーアール） 8, 11, 14, 17
12誘導心電図 40, 44
上室性期外収縮 38, 41
上室性の頻脈 30, 35, 41, 55
除細動 8, 11
除細動器 11
徐脈 20, 54
徐脈頻脈症候群 22
心筋 46
心筋梗塞 44
心筋梗塞部位 44, 47
心室 4, 33, 40
心室細動 8
心室性期外収縮 38, 40
心室の興奮 2, 10, 33
心室頻拍 8
心静止 14
心臓のポンプ機能 9
心肺蘇生 8, 11, 17
心肺停止 8, 14, 17
心拍数 20, 21, 30, 33
心房 4, 22, 23, 32, 41
心房細動 31, 36, 55
心房粗動 35, 36, 55
心房の興奮 2, 22, 23
心房頻拍 35, 36, 55

せ

正常な心電図波形 2
前壁 46
前壁梗塞 48

そ

側壁 46

ち

致死性不整脈 11

て

T波 2, 3

と

動悸 31, 39
洞結節 22
洞徐脈 22
洞停止 22
洞不全症候群 20, 22, 54
洞房ブロック 22
ドクターコール 8, 11, 14, 17
突然死 20, 24

に

二次救命救急処置 8, 11, 14, 17
2：1以下の房室ブロック 23, 26, 54
2：1房室ブロック 23, 28

ひ

PEA（ピーイーエー） 14
P波 2, 3, 20, 22
P波の異常 6
頻脈 30, 35, 41, 55

ふ

VF（ブイエフ） 8, 31, 39, 41
VT（ブイティ） 8, 31, 39, 41
VPC（ブイピーシー） 31, 38, 40
不整脈の起源 45
ふらつき 21, 24

へ

ペースメーカー 20, 22, 24

ほ

房室結節 23, 26, 35
房室結節リエントリー性頻拍 35, 36, 55
房室ブロック 20, 23, 26, 54
房室リエントリー性頻拍 35, 36, 55

み

脈の触知 9, 15, 16

む

胸の違和感 39
無脈性電気活動 14

め

めまい 9, 21, 24, 30, 31, 33

も

モービッツⅡ型２度房室ブロック 23, 26, 54

ゆ

誘導 44

れ

レート 21

57

見ておぼえる
心電図のえほん

2014年3月5日　第1版第1刷発行	監　修　遠藤　明太
2022年4月10日　第1版第9刷発行	発行者　有賀　洋文
	発行所　株式会社 照林社
	〒112-0002
	東京都文京区小石川2丁目3-23
	電　話　03-3815-4921（編集）
	03-5689-7377（営業）
	http://www.shorinsha.co.jp/
	印刷所　共同印刷株式会社

- 本書に掲載された著作物（記事・写真・イラスト等）の翻訳・複写・転載・データベースへの取り込み、および送信に関する許諾権は、照林社が保有します。
- 本書の無断複写は、著作権法上での例外を除き禁じられています。本書を複写される場合は、事前に許諾を受けてください。また、本書をスキャンしてPDF化するなどの電子化は、私的使用に限り著作権法上認められていますが、代行業者等の第三者による電子データ化および書籍化は、いかなる場合も認められていません。
- 万一、落丁・乱丁などの不良品がございましたら、「制作部」あてにお送りください。送料小社負担にて良品とお取り替えいたします（制作部　0120-87-1174）。

検印省略（定価はカバーに表示してあります）
ISBN978-4-7965-2314-1
©Akita Endo/2014/Printed in Japan

心電図クイックカード

見方と対応がわかる

12誘導心電図の見方

着目ポイント QRS波の直後に出現するST上昇

- ST上昇
- 正常なST

ココに注目!

ST上昇と心筋の梗塞部位の対応図

- 前壁 ($V_1〜V_4$)
- 側壁 (I aV_L, V_5 V_6)
- 下壁 (II III aV_F)

右心房 / 左心房 / 右心室 / 左心室

主な症状
胸痛など

対応のポイント
- どの誘導のSTが上昇しているか、できるだけ詳細に医師に報告

ご使用上の注意

シート全体を内側のミシン目に沿って切り取り、切り口などで手を切らないように、十分にご注意ください。三つ折りにしてご使用いただけます。

※閲覧される方は、めやすとしてご使用ください。

照林社「見ておぼえる 心電図のえほん」付録

期外収縮の見分け方

着目ポイント QRS波の幅

ココに注目!

心室性期外収縮(VPC)
特徴 突如出現する幅の広いQRS波

上室性期外収縮(SVPC)
特徴 突如出現する幅の狭いQRS波

主な症状
胸の違和感、動悸、軽い胸痛など

対応のポイント
- 単発の期外収縮は緊急性が低いことが多い
- VPCのほうがSVPCよりも危険度が高い
- 頻繁に起こるVPC、連発するVPCはVT、VFを引き起こす可能性があり大変危険

上室性の頻脈(≧100回/分)の見分け方

着目ポイント QRS波の間隔

ココに注目!

心房細動(Af)
特徴 QRS波の間隔が不規則

Af以外の上室性の頻脈
特徴 QRS波の間隔が一定

主な症状
動悸など
*重篤な場合は、めまいや意識消失

対応のポイント
- 心拍数180回/分以上の場合、緊急処置が必要
- 自覚症状が強い場合や、抗不整脈薬が効きにくい場合はカテーテルアブレーションの適応を検討

✂ ここから切り取ってください

病棟ではこのカードをいつも持ち歩こう！

すぐにCPRが必要な緊急性の高い心電図の見方

心室頻拍 (VT)

特徴
- 幅が広いQRS波
- QRS波が規則正しく連続して出現

主な症状
- めまいを起こし、その直後に失神し意識消失

発見時の対応
1. 心肺停止状態であればCPR（心肺蘇生）を開始
2. ドクターコールおよび院内の蘇生チームを招集
3. 除細動および救急カートの準備
4. 二次救命救急処置の開始

心室細動 (VF)

特徴
- まったく規則性のない波形が連続して出現

無脈性電気活動 (PEA)

特徴
- なんらかの波形が見られるが脈拍が触知できない

主な症状
- 失神し意識消失

発見時の対応
1. 心肺停止状態であればCPR（心肺蘇生）を開始
2. ドクターコールおよび院内の蘇生チームを招集
3. 救急カートの準備
4. 二次救命救急処置の開始

心静止 (Asys)

特徴
- 平坦な1本線

徐脈（＜50回/分）の見分け方

着目ポイント
- P波とQRS波の間隔

コワに注意！

主な症状
- めまい・ふらつきなど
- ＊重篤な場合は失神

対応のポイント
- 心拍数40回/分未満なら経皮ペーシングもしくは一時ペーシング
- 自覚症状が強い場合や突然死の可能性がある場合はペースメーカーの植え込みを検討

洞不全症候群 (SSS)

特徴
- P波とQRS波の間隔が狭くて一定

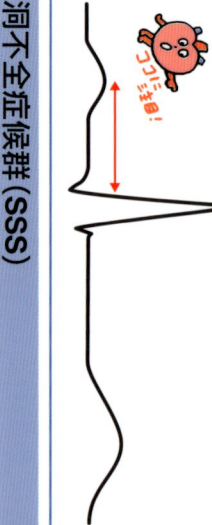

房室ブロック (AV-block)

特徴
- P波とQRS波の間隔が広い、もしくは不規則
- QRS波が脱落することがある

QRS波の脱落